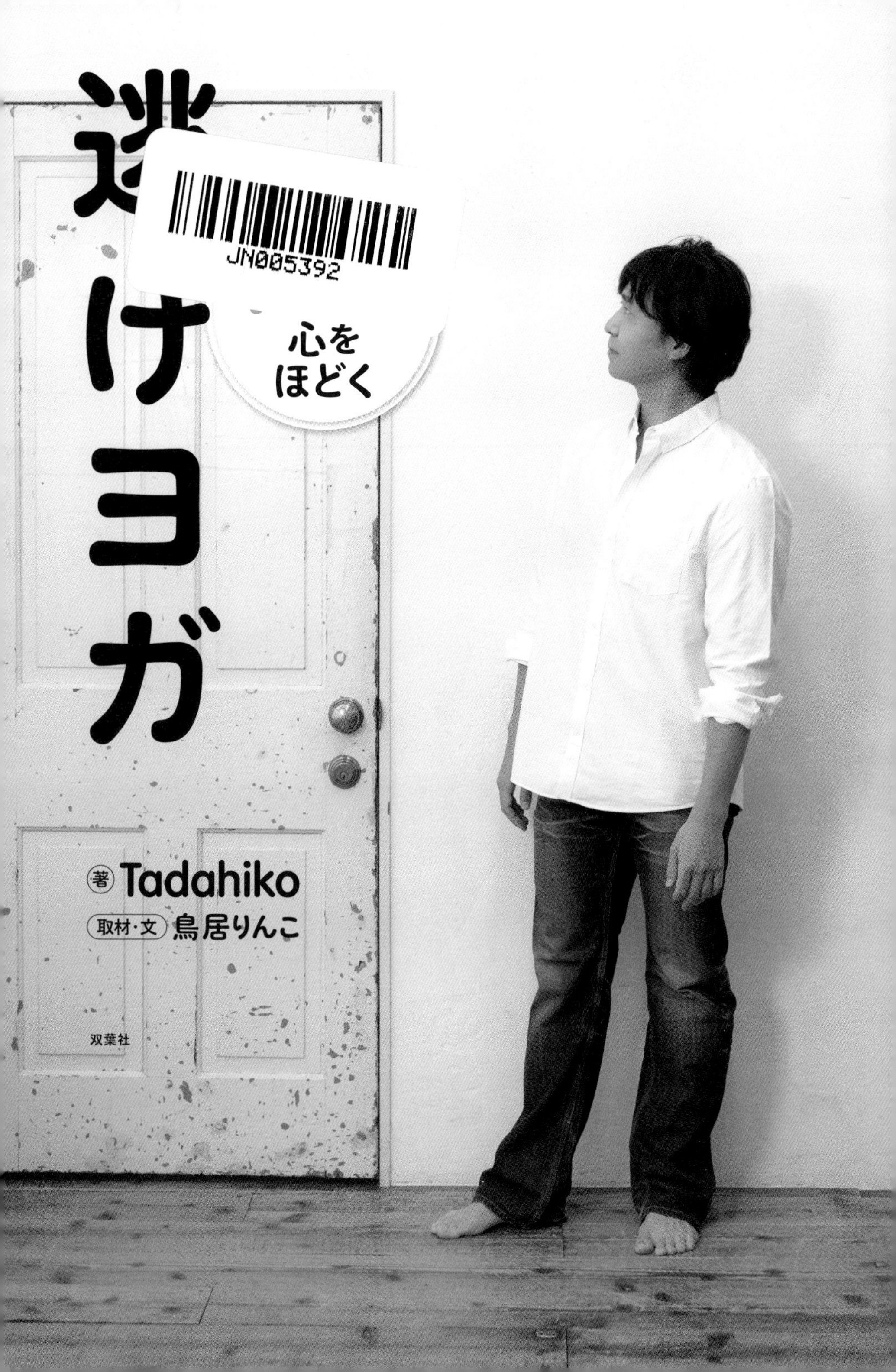

逃げヨガ

心を
ほどく

著 Tadahiko
取材・文 鳥居りんこ

双葉社

逃げヨガ

たった10秒で心をほどく

著 Tadahiko
取材・文 鳥居りんこ

双葉社

目次

STEP 2 心と体を立て直す

STEP 3 新しい一歩を踏み出す

はじめに

『逃げヨガ』というタイトルを不思議に思いながら、手に取ってくださったあなたへ。ご縁に感謝します。

この本のテーマは「人生から逃げる」のではなく「本当の人生に逃げる」ことにあります。

言い換えるならば、「本当の自分に帰る」でしょうか。

あなたは今までの人生、「進む」ことばかりをよしとしてきませんでしたか？

「逃げたい」「休みたい」と口にしようものならば、人生の落伍者《らくごしゃ》という烙印《らくいん》を押され、「幸せにはなれない」のだと……。あるいは、誰からも「嫌われてはならない」というようなマイルールに縛《しば》られ、心ががんじがらめになってはいなかったでしょうか。

たった今の瞬間まで、世間も親も学校も、あなたに進むことだけを教え、誰ひとりとして「逃げろ」とは教えてくれなかったのではないでしょうか。

しかし、「逃げる」のは決して現実逃避でも、落ちこぼれがすることでもありません。むしろ「逃げる」のは、心配と不安ばかりの人生から抜け出し、本当のあなたの「今、ここ」に帰ることになるのです。

今がつらいならば、逃げましょう。
むしろ、逃げていいのです。
逃げることを恐れる必要はありません。
なぜならば私たちは動物なので、傷が癒《い》えたら、また再び歩んでいけるからです。
逃げるのは、自分を大切にし始める第一歩です。

この本は「逃げる→立て直す→踏み出す」という3つのステップで構成されています。
いつでも、どこでも、誰でもできる——そう、体の硬いあなたこそが楽になる本です。
何を隠そう、僕自身も、ヨガの世界では「体が硬いほう」と言われています。
でも、ヨガは体の柔らかさを競うものではありません。
競わず、争わず。ただ、自分を見つめ、向き合う。
それこそが、ヨガなのです。

この本を、「もうホント、やってらんない！」「自分なんか、大嫌い！」な時の緊急避難所として使ってくださったら嬉しいです。
きっと、心がほぐれていくことでしょう。

そもそもヨガとは？

その昔、インドの思想家でパタンジャリという聖者がいました。

パタンジャリはヨーガ派の祖と呼ばれ、彼の記した『ヨーガ・スートラ』という書物には「ヨガとは心の作用を止滅《しめつ》することである」と説かれています。

ここで言う「心」とは、「マインド・エゴ・欲望・雑念・理想・時間・過去・未来・言葉・観念」など、あなたの〝思考〟すべてを指します。

つまり、「**勝手な思い込みや決めつけから解放されること**」がヨガなのです。

さあ、ページをめくるごとに肩の荷が下りていく感覚を味わいましょう。

呼吸について

ヨガにおける呼吸の基本は、「鼻から吸って、鼻から吐く」ですが、難しければ「鼻から吸って、口から吐く」でもＯＫ。

まずは息を吸いたいだけ吸って、細く長く吐き切ることを心がけましょう。

ゆったりとした呼吸を繰り返すと自律神経に作用し、副交感神経がオンとなって心身ともにリラックスします。

特に、落ち込んだ時ほど呼吸を意識すると効果的。息を吸って、吐いていることに気付き、集中することで、悩みやつらい気持ちから避難できます。

「逃げヨガ」は、押さえつけられて小さくなっていた心身のスペースを、深い呼吸とシンプルなポーズで取り戻し、生きる力と自由を手に入れるものです。

まずは10秒でＯＫ。体の声を聴きながら、お試しください。

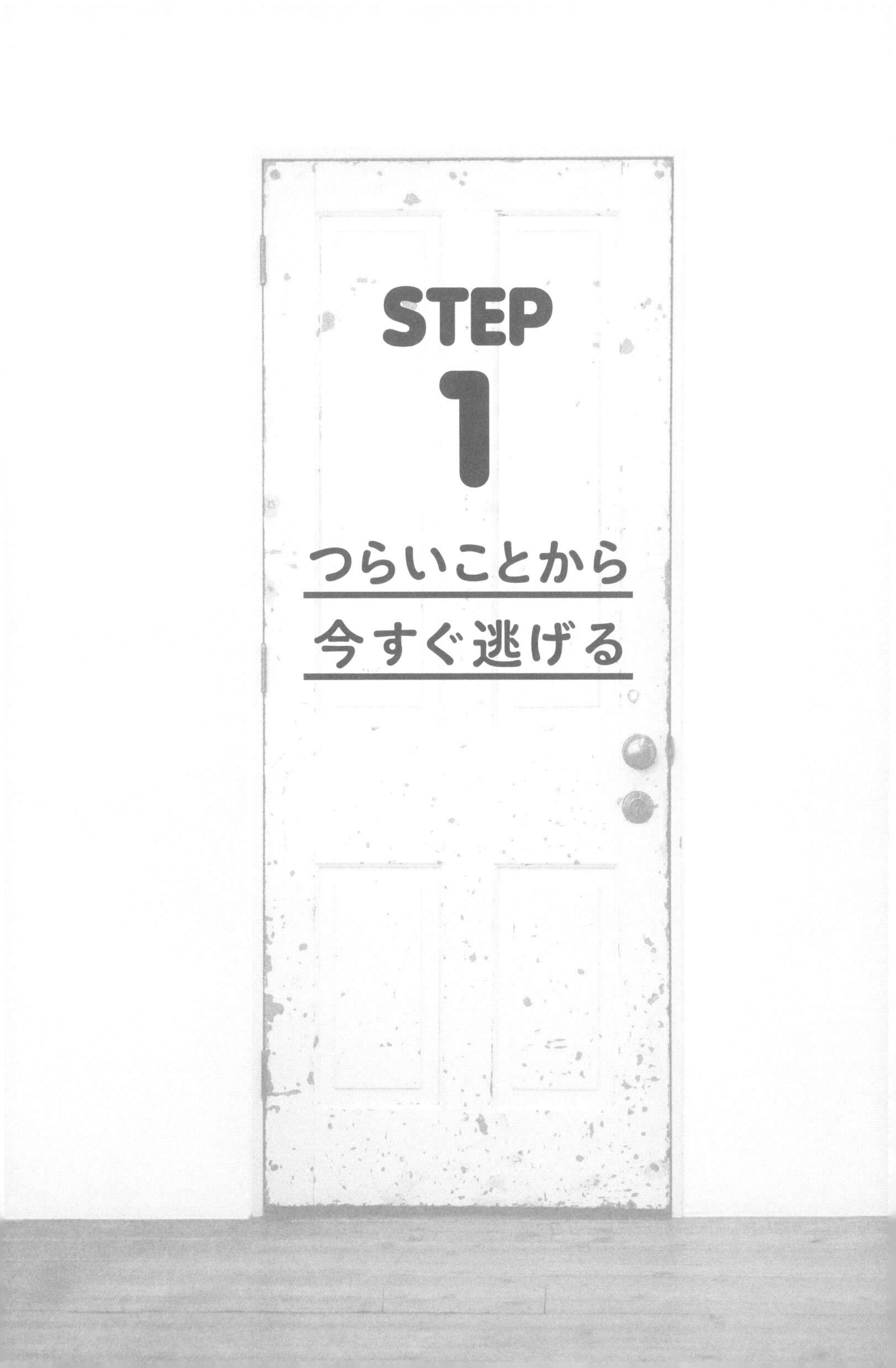

STEP 1

つらいことから今すぐ逃げる

1 限界ならば……逃げていい

もし、あなたが今、つらくて仕方ないなら……逃げていい。

誰かの悪意や容赦《ようしゃ》のない批判を浴び続ける毎日ならば、そこから、逃げましょう。

「逃げる」という言葉はネガティブなイメージで捉《とら》えられがちですが、時には「逃げる」ことも大事だってことを忘れないでください。

誰でも地震が来れば避難するし、台風が来れば家にこもる。それと同じで、自分にとって今の状況が危険だったり、理不尽で不快だったら、逃げるのは自然な反応だから。

〝卑怯者《ひきょうもの》〟なんて戯言《たわごと》におびえなくていいんですよ。まずは、頭で考えるのではなく、あなた自身の心の声を聴いてください。

もし、あなたの心が「もう無理！　限界！」って叫んだならば、遠慮はいりません。あなたを傷つけている人から、あるいは過酷な環境から、一刻も早く逃れて、安全地帯でホッと一息です。

逃げることは、あなたが本当に望んでいる人生への第一歩です。

あなたを尊重しない人は、あなたといる資格はありません。

心細くて
つらい時

胎《たい》児《じ》のポーズ

副交感神経が優位になり
心身ともにやすらぐ

くるっと丸まって、
ゆっくり呼吸を
繰り返す。

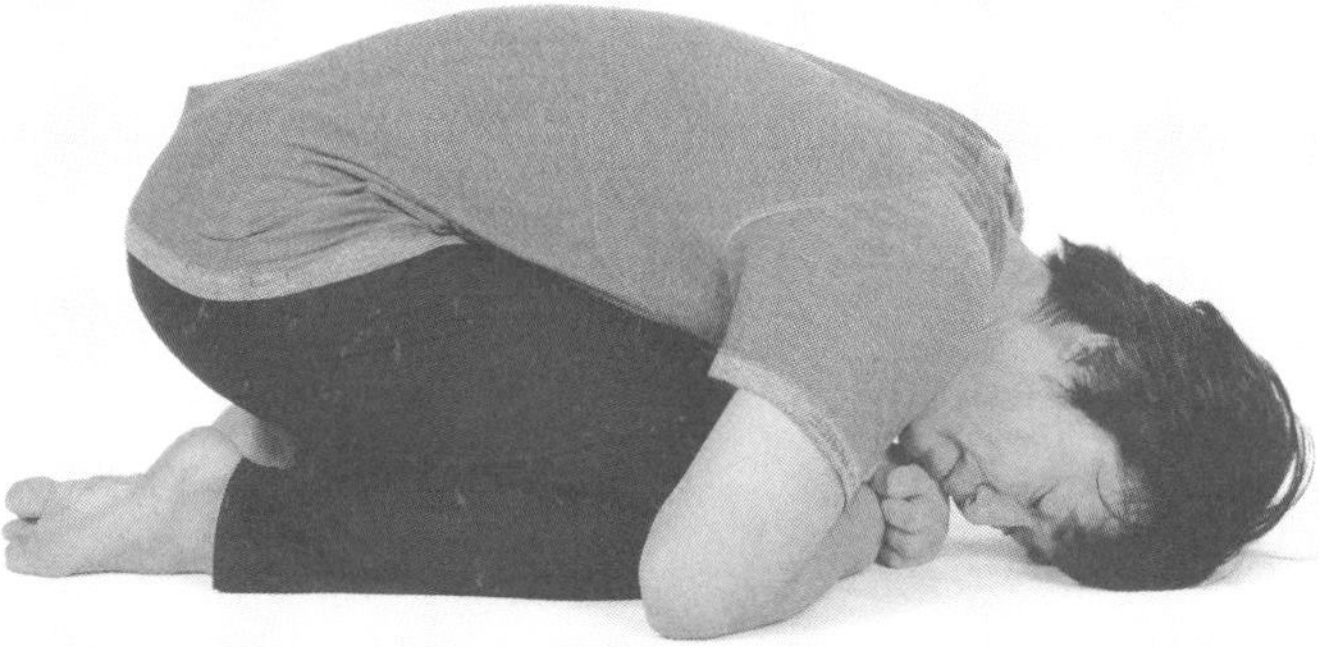

1 正座してくるっと
丸まってみましょう。
顔は好きなほうに
向けてみて。

2 両手はゆるいグーに。
あごの下あたりに
そっと置いて、
ゆっくり呼吸を
繰り返します。

POINT

胎内にいた時のような安心感に包まれながら、くるんと丸くなります。穏やかな呼吸が心臓のチャクラ（＝エネルギーが集まり、出入りしているところ）の緊張を溶かし、全身が深い安息に沈んでいきます。好きなだけ、ゆったり身をゆだねてみましょう。

STEP 1 2

ヨガを始める最適な時

ヨガは何歳でも、いつからでも始めることができます。

ただ、始めるのに「最適な時」があるんです。

それは……「死にたくなった時」。

ビックリされましたか？

でも、実際にヨガの古い文献には「死の道を選ぶか？　ヨガの道を選ぶか？」という言葉が存在します。さすがに「死にたい」とまではいかなくとも、日々の生活に疲れ切っている人は多いはず……。

「毎日、頑張っているのに、なんでこんな目に……。もう、疲れちゃった」

「まわりの人はみんな幸せそうに見えるのに、どうして私だけ？」

実は、このように「ホトホト疲れ果て、夢も希望もまったく見えない」と嘆き悲しんだ時こそが、ヨガを始めるのに最適な時と言われているのです。

なぜなら、その時こそが本当の自分自身を見つめるチャンスだから。

さあ、あなたのまとっている古くて重い鎧《よろい》を、まずはひとつひとつ、脱いでいきましょう。

グッタリした時

夜におすすめ

屍《しかばね》のポーズ

心身の疲労回復
二日酔いの緩和

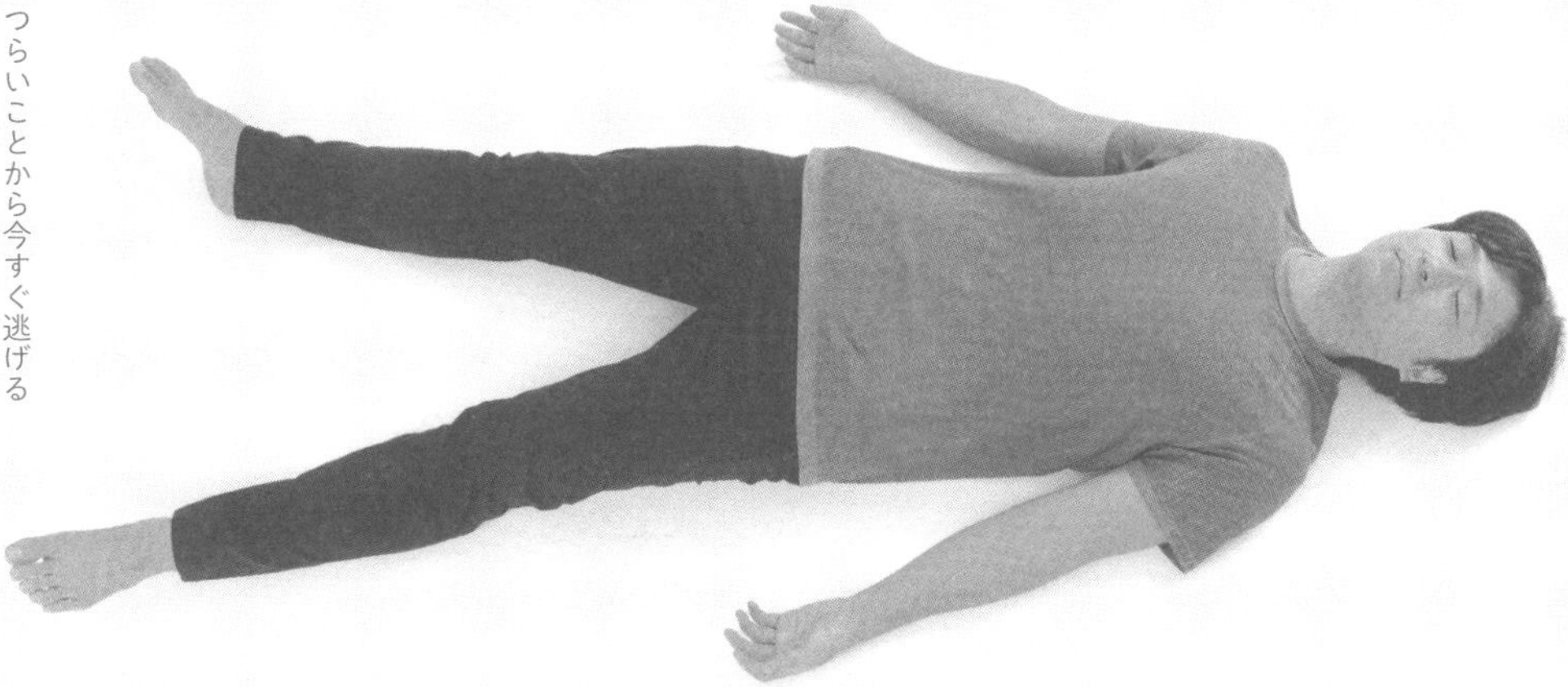

1 ゴロンと仰向けになって
目を閉じます。
手のひらを天井に向け、
足は軽く開いて。

2 脱力してゆったりした
呼吸を繰り返します。
眉間《みけん》、口元、首、肩……と、
少しずつゆるめていきます。

POINT

ヨガのクラスでは必ず最後に行うポーズです。エゴが鎮《しず》まり、心と体の回復や再生が図れる究極のポーズ。古い自分が終わり、新たに生まれ変わりゆくひとときを味わってみましょう。

STEP 1 3

「寂しいよ〜」って心が叫ぶなら

「寂しい」って思う時。

「ひとりぼっちだ」って思うと、たまらなくなります。

それが怖くて、誰かと会うことで必死にごまかしてきたのに。

この作戦では、ごまかしきれない夜が来たりしますよね。

でも……、本当はずっと寂しかったんじゃないですか？

誰かといても寂しさが消えないなら、それは、あなたの内側が満たされていないからかも。

じゃあ、満たされれば解決ですよね。難しいけど、やってみませんか。

まずは、寂しい自分を許すことから。

偉い人の「おとなしく言うことを聞いてろ！」や親の「私を困らせないで！」は華麗にスルー。

誰かが強《し》いる「いい子」の着ぐるみは、いの一番に脱いでいい。

あなた自身を愛するのに、誰かの許可はいらないんです。

さあ、両手で自分を抱きしめるところから始めましょう。

イライラした時

虫のポーズ

ストレス発散
免疫力アップ

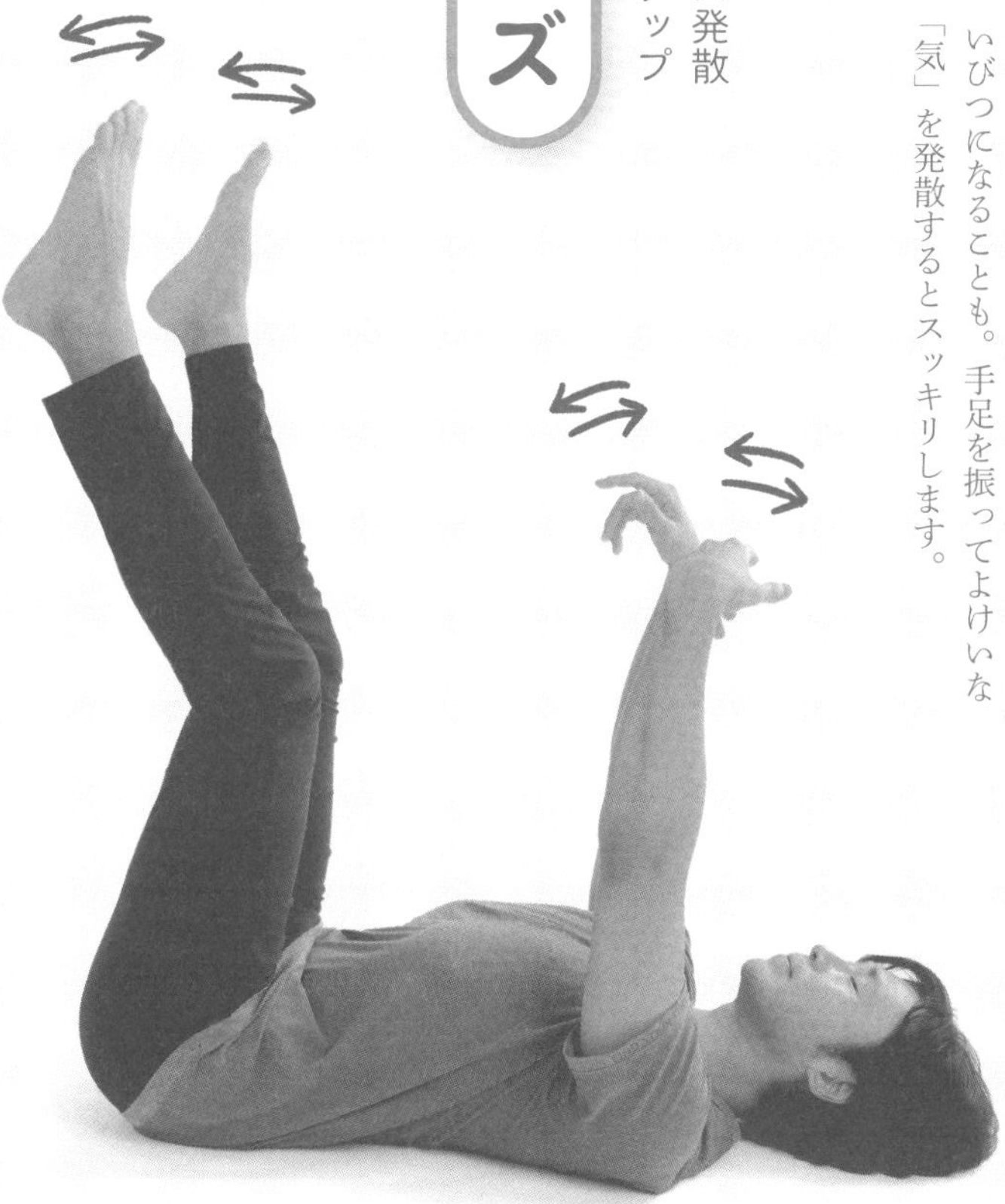

POINT

手首や指先などの関節をできるだけ柔らかくしながらやってみましょう。指先は怒りと関係していると言われ、怒りをため込むと指がいびつになることも。手足を振ってよけいな「気」を発散するとスッキリします。

1 仰向けにゴロンと寝て、
天井に向かって
手足を伸ばします。

2 子供が駄々をこねるように
手足を振ります。
「もうヤダ～!!」と
声に出しても、叫んでもOK。
抑圧を出し切りましょう。

STEP 1 4

3分間「ただ息をするだけでよし」の時間を作る

私たちは1日に何回、考えていると思いますか？

正解は諸説ありますが、1日約6万回。しかも、意識しているのは1割ほど。残りの9割は無意識に考えているそうです。

そして、この9割でいったい何を考えているのかというと、

○過去の後悔
○未来の心配
○他人への批判
○自分へのダメ出し

この４つがエンドレスに回り続けているのだとか。私たちのエネルギーはこれらに消費され、どんどん枯渇《こかつ》して、やがて動けなくなってしまいます。そりゃ、疲れて病むのも無理はない……。

でも、抜け出すための方法は、いたって簡単です。

それは「今、ここ」を味わうこと。

3分間、ただ息をしてよしの時間を作るだけ。

すると、散らばっていたエネルギーがあなたに帰り、徐々に生きる力と活力をもたらしてくれるようになります。

答えは「今、ここ」にあるのです。

ウンザリした時

仰向けの合《がつ》蹠《せき》*ポーズ

- 前向きになる
- 栄養が行き渡る

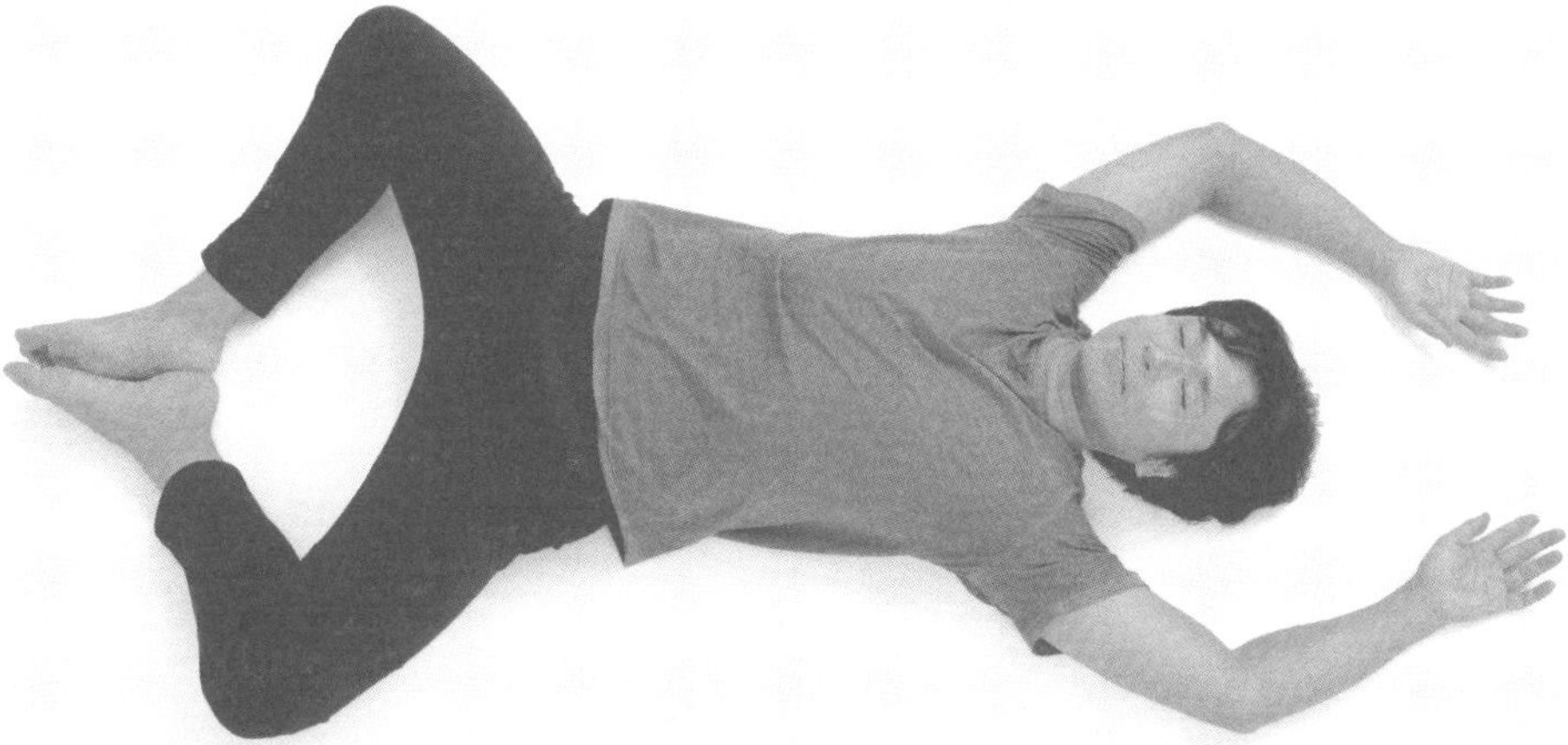

1 仰向けになって
バンザイします。

2 足の裏同士を合わせて、
ゆっくり膝を開きます。
呼吸をするごとに、
硬くなったお腹がふーっと
柔らかくなります。

POINT

「部屋の中に、私がぽつんといる」のではなく、「大きく広がった私の中に、部屋がある」と想像してみます。いろいろなものを包み込むようなオープンな気持ちを楽しみましょう。

＊合蹠＝足裏を合わせること

STEP 1 5

心配や不安な気持ちはちょっとだけ「や〜めた！」

「こうなったら、どうしよう？」「きっと、こうなるに違いない……」と「心を配り」すぎていたら――。それは、すべてあなたの想像。

まだ起きてもいないことをアレコレ妄想《もうそう》しては、勝手に「都合の悪い未来予想図」を描くのがマイルールになって、またおびえていますね？

そのマイルール、ちょっとだけ「や〜めた！」にすると、楽になりますよ。

やり方は簡単。

「今」を思い出すだけ。

「今」のあなたには、何も起こっていない。

心配したことのほとんどは、実際には起きていないのを思い出して。

いつも、人生は想像の斜め上をいくから。

明日に出会ったことがある人は、誰もいない。

私たちが生きられるのは、「今」だけ。

幻想の明日のために、今をないがしろにするのはもったいないですよ。

何も起きていない「今」をしっかりと味わい、抱きしめるだけで、あなたは明日も幸せです。

不安が大きい時

仰向けの子供のポーズ

☞気持ちが落ち着く
☞内臓機能アップ

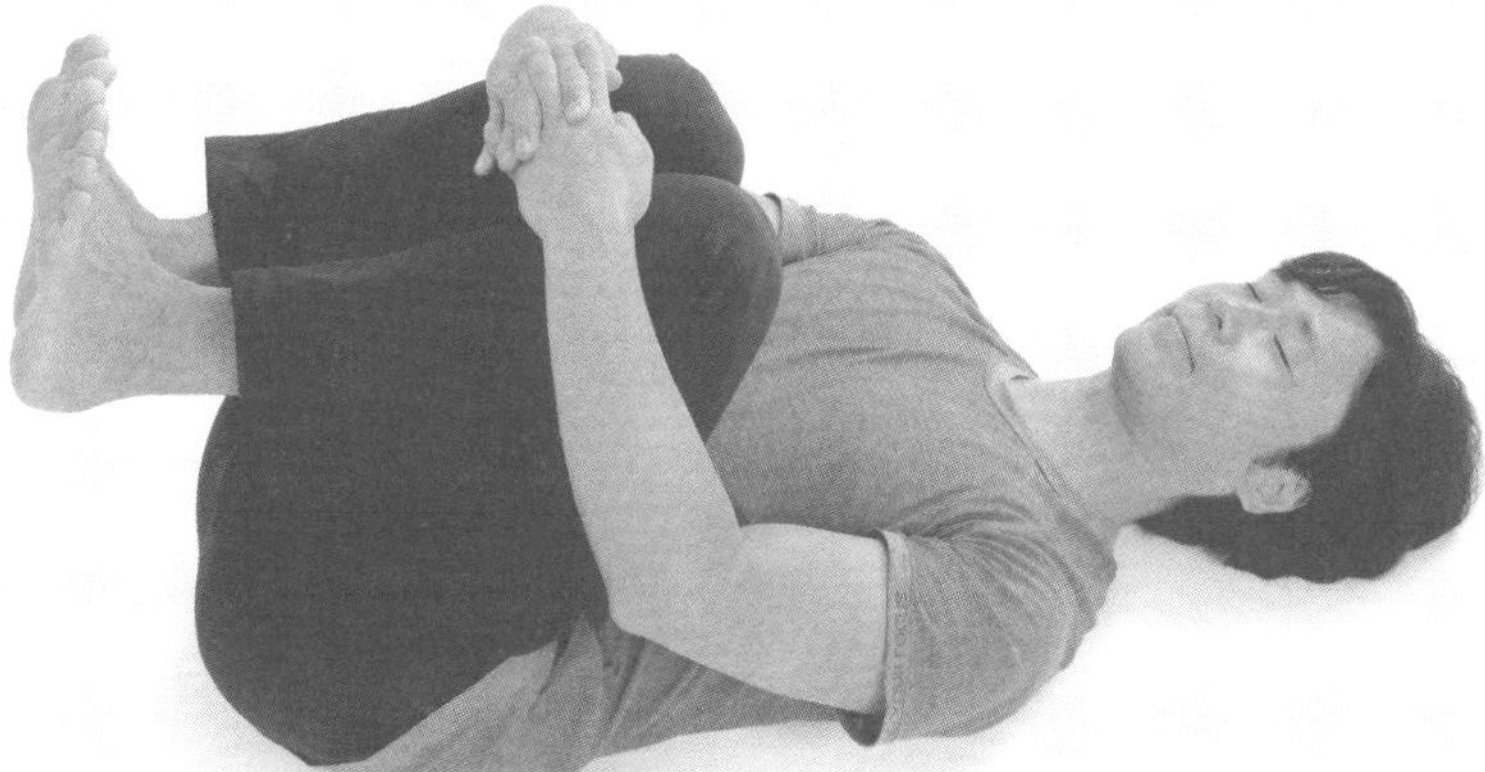

1 仰向けで膝を抱え込みます。
膝に手が届かない時は、
太ももの裏でも可。

2 呼吸を繰り返しながら
キープします。
ゆらゆら横に揺れてみてもOK。

POINT

内臓に刺激が入ることで調子が上向き、肌が美しくなります。また、股関節の柔軟性もアップ。老廃物や負の感情がたまりやすい股関節をほぐすと気持ちが明るくなり、社交的になると言われています。

STEP 1 6

疲れたら、空を見ましょう

「疲れた〜」って思ったら、空を見上げてみましょう。「しんどいなぁ……」って時は、私たちは必ず「下を向いている」から。昼でも夜でも、気が付いたらでいいですからね。

もし、空に雲が浮かんでいたら、形を変えながら流れていく様をゆったりと見送ってください。

雲はあなたの今の悩み、つらさ、寂しさ――。あなたは、それをひとつひとつジャッジせずに、ただ見送るだけ。やがて、雲は形を変えながら流れ、消えていく。この景色をボーッと眺めていてくださいね。

雨模様で青空なんて見えなくても、あなたは知っているはずです。たとえ空一面が暗雲で覆《おお》い尽くされようとも、さらに上には、まっさらで広大な青空が広がっていることを。

その青空こそが、あなたの本質です。雲があってもなくても、暗闇《くらやみ》で何も見えないとしても、あなたが青空であることに変わりありません。

どんなに醜《みにく》い出来事が立ち塞《ふさ》がろうとも、あなたの本質には傷ひとつ付けられないのです。

心の奥に広がる青空を忘れそうになったなら……。時々は空を見上げて、思い出してあげてくださいね。

とことん落ち込んだ時

ハッピーベイビー

- 気分が明るくなる
- 腰痛緩和

POINT

「仰向けの子供のポーズ」同様、股関節が柔軟になり、気持ちが上向きます。赤ちゃんが〝体で遊んでいる〟ように、無邪気にお試しを。じわっと気持ちよさを感じられたら成功。腰痛も楽になります。

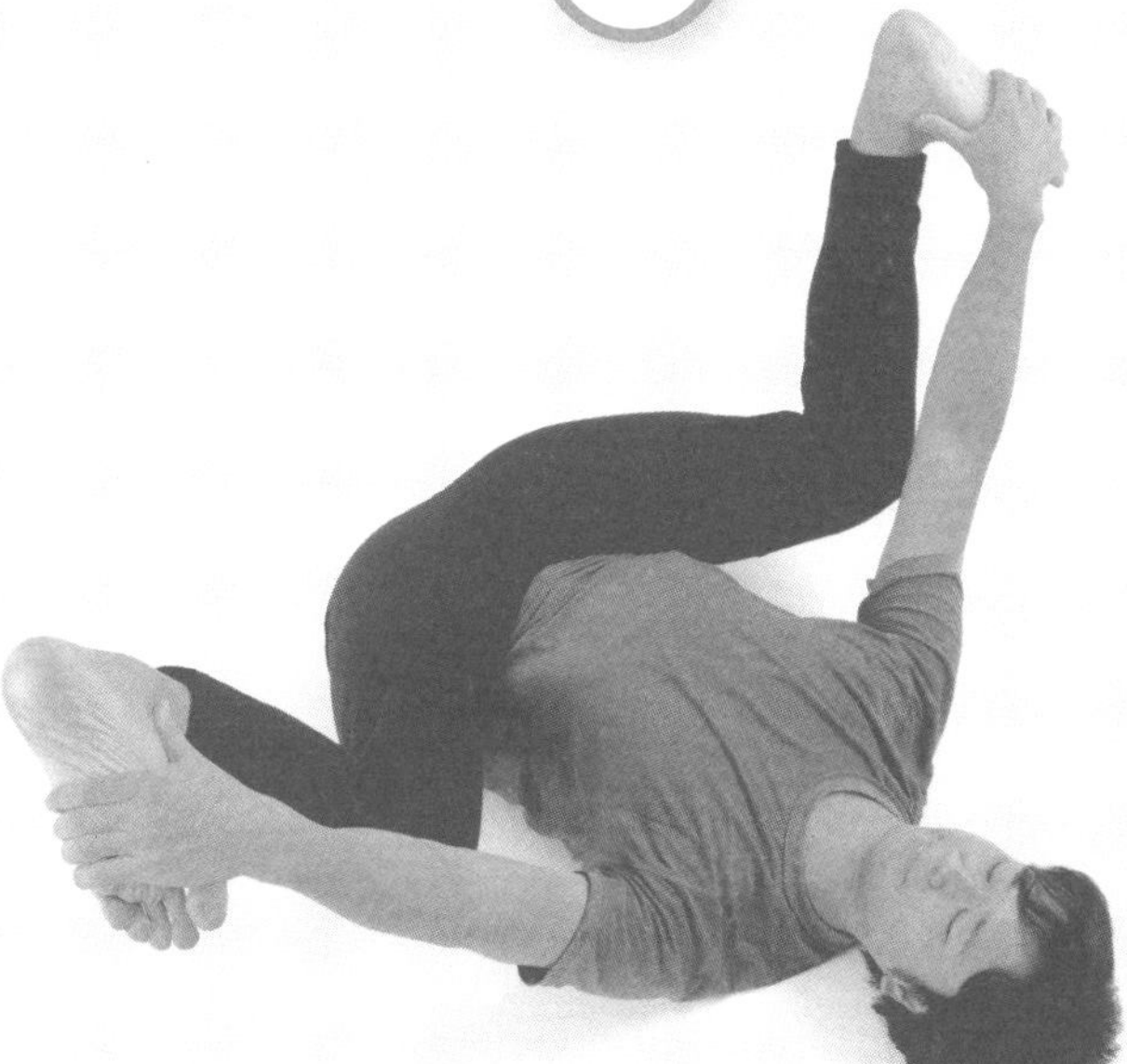

1 仰向けで膝を抱え、
足の裏を天井に向けます。

2 息を吸いながら膝を開き、
足裏に親指の側から手をかけて
床のほうに引いてみましょう。
手が届かなかったら足首でも、
片足ずつでもOK。

STEP 1 7

自分に「ダメ出し」しそうになったら

「私ってダメなヤツ」「私なんて」「無価値でゴミ以下」なんてね……。

なんで、自分をいじめてしまうんでしょうね。

ほら、また自分で自分を苦しめてる！

そんな時は大急ぎで、こう言いましょう。

「わかるよ〜」って。

不安も恐れも怒りも、手放せない過去のトラウマも、「そりゃそうだよ、そう思うのも無理ないよ。わかるよ〜」と自分だけに聞こえるように、ポツリとね。

前を向けない日だって、あっていい。

凹《へこ》んで、やる気ゼロでもいい。

情けなくて、涙がこぼれ落ちそうな時こそ、自分を応援です。

いったん、ありのままの自分を「わかる！」って受け止めてあげるだけで、心は回復していきます。

あなたの一番の応援団長は、あなたです。

やる気が
ゼロの時

朝におすすめ

ガス抜きのポーズ

心身のウォームアップ
腸の働きを整える

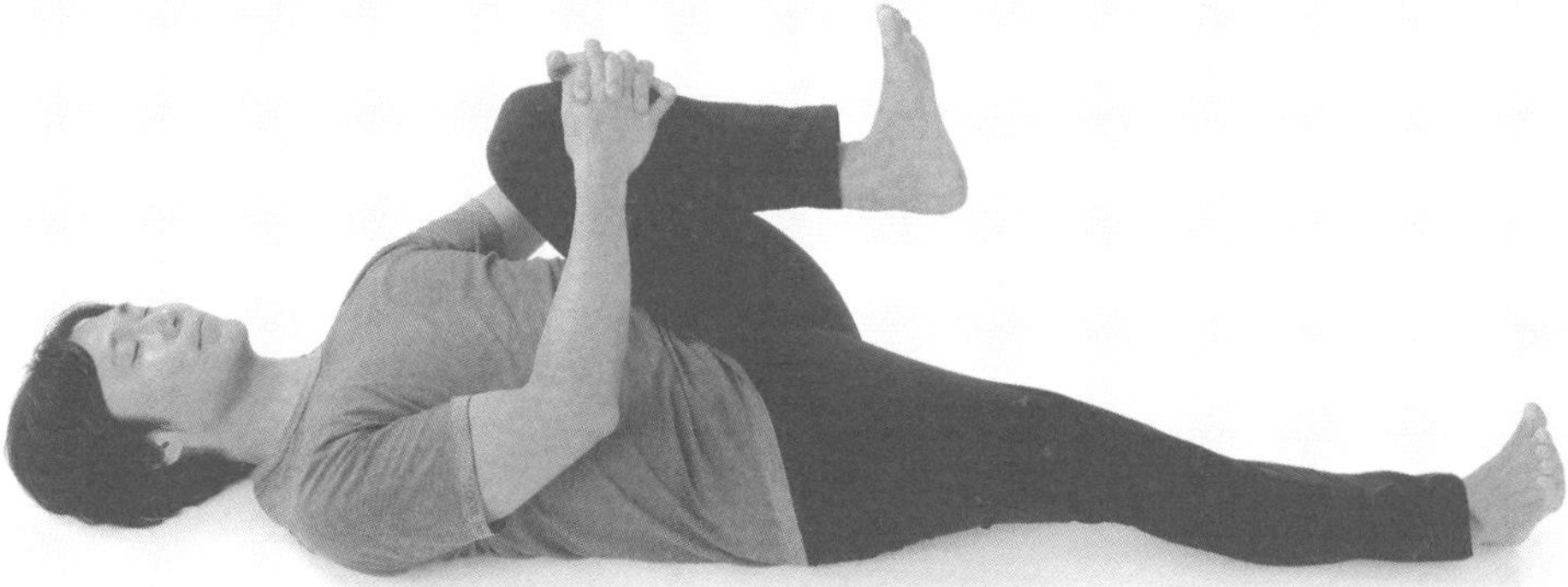

1 仰向けでゆっくり
呼吸を繰り返しながら、
片膝を抱えて引き寄せます。

2 肩回りは
できるだけ力まずに、
ラク～に。
反対側も同様に。

POINT

お布団から出る気力も湧かず、カーテンを開けるのすらおっくうな朝に効果的。片膝だけでも抱えてみると、「スイッチを入れる準備」が整います。整腸作用も嬉しい！

何かを目指すことをお休みしてみる

悩みごとがあったり、考えごとをしている時。あるいは、スマホの画面を見ているだけでも、人は眉間にシワを寄せてしまいがち。

東洋医学では、眉間は肺《はい》につながっていると言われています。つまり、そこのシワは気管や呼吸器が弱まっている表れと考えられているのです。

これは、何かの我慢《がまん》を強いられている、言葉にして発散できないストレスなどが積み重なっている状態なんですね。つまり、考えすぎってわけ。

もし今、あなたに、ソワソワ・ザワザワ・イライラの波が押し寄せてきているのならば……。

ただ、息を吸って、吐くことだけに集中してみてください。

すると、次々といろんな雑念が浮かんでくるでしょう。

あなたは青空。雑念は雲です。

あなたは、何もせず、ただ、流れゆく雲を見送ります。

時には、何かを目指すのをお休みする。とても大事なことです。

心が折れそうな時

カーブのポーズ

- 気力回復
- 背骨の歪みを整える

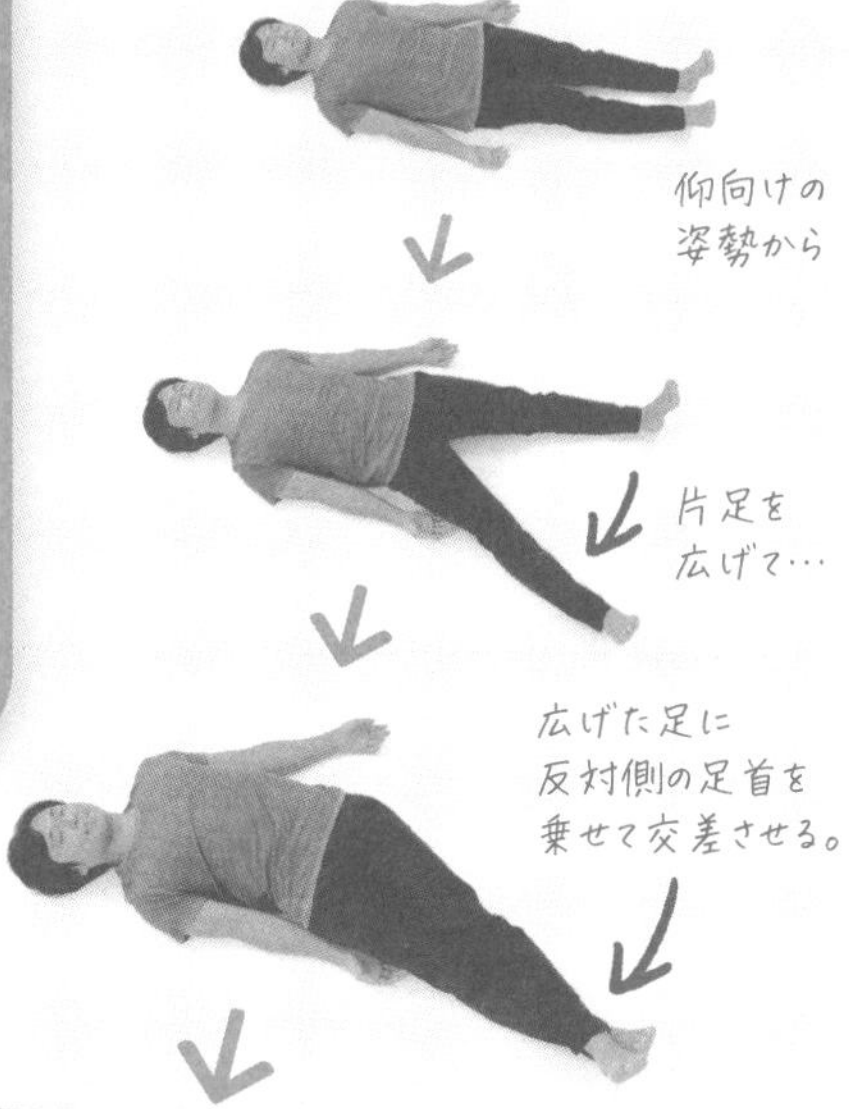

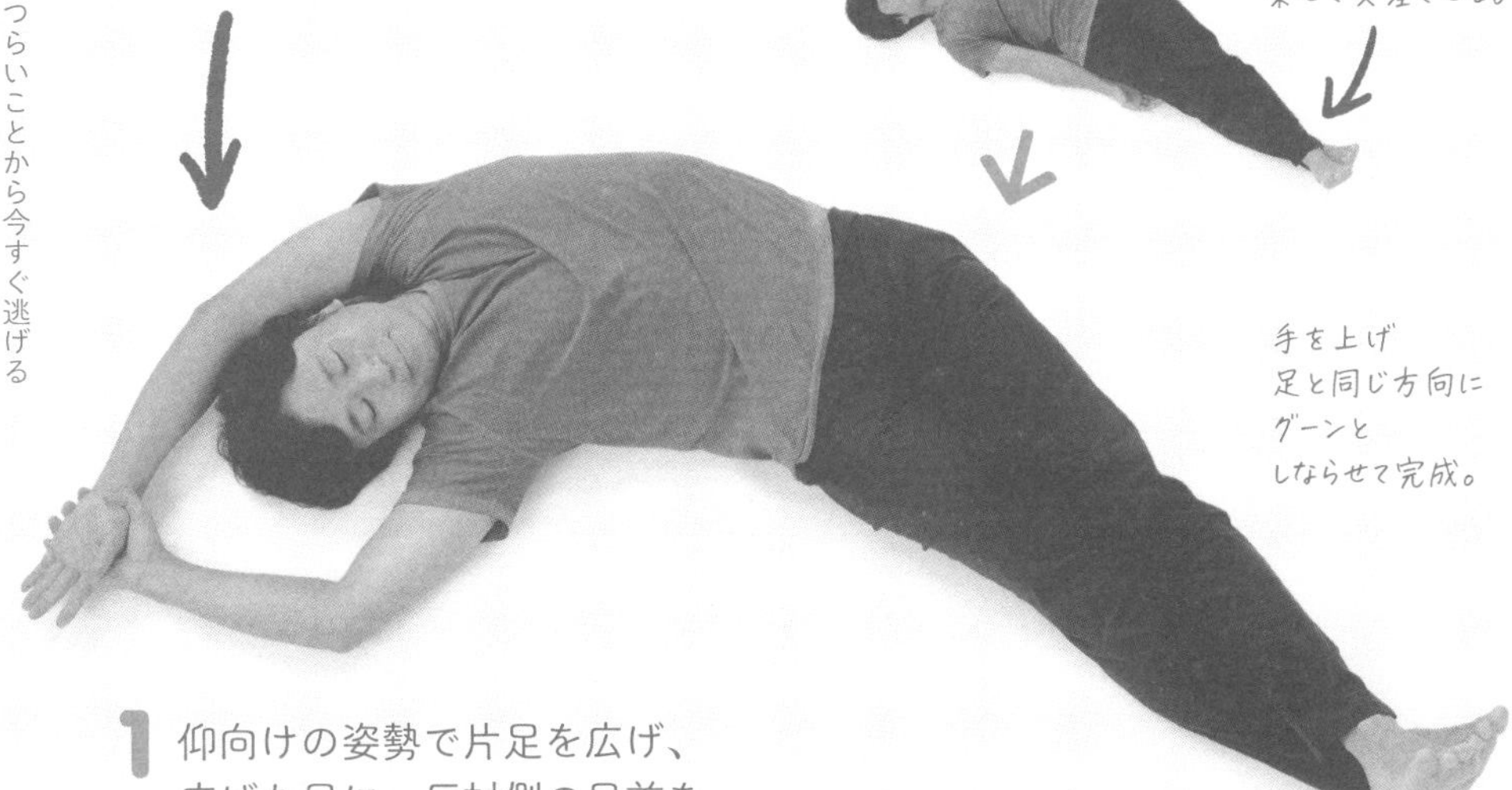

1 仰向けの姿勢で片足を広げ、
広げた足に、反対側の足首を
クロスさせるように乗せます。

2 手を上げて
カーブしている方向へ
グーンとしならせ、
深い呼吸を繰り返しつつキープ。
反対側も同様に。

POINT

無理にしならせず、心地いいと思えるところで止めましょう。背骨の歪《ゆが》みがとれ、気力が回復することで、心身ともに「しなやかな人」に。

STEP 1 9

過去の記憶や後悔から自由になる

過去のいやな記憶が湧いてくることがありますよね……。後悔の念に押しつぶされそうな人もいるかもしれません。

そんな時は、こう捉えたらどうでしょう。

「後悔できるのは、成長した証《あかし》」と。

あなたはあの時より成長しているので、違う選択肢が見えているのです。未熟なあの時にはわからなかった。視野が狭《せま》かった。でも、その中でのベストを尽くそうと、もがいていたんだと……。

過去は生ゴミです。どんなにみじめな過去でも、反対に栄光に満ちた過去であっても、持ち運んでいると臭《にお》うんです。だから、生ゴミを、あなたの大事なカバンに入れてはいけません。

そして、過去を分析するのをやめること。生ゴミの塊《かたまり》を「これは卵の殻《から》、これは玉ネギの皮、これは白滝《しらたき》の切《き》れ端《はし》」という具合に漁《あさ》れば漁るほど、カバンはよけいに汚れてしまうから。

もっと言えば、その記憶は歪められている可能性が大です。過去はえてして、自分に都合のいいようにリメイクされてしまいがち。そんなものに引きずられ、支配される必要はありません。

ヨガは、このことに気付く力を育てます。

もう過去の生ゴミは安心して手放して、自由になってみませんか。

自分が信じられない時

うつ伏せのポーズ

副交感神経が優位になり
心身ともにやすらぐ

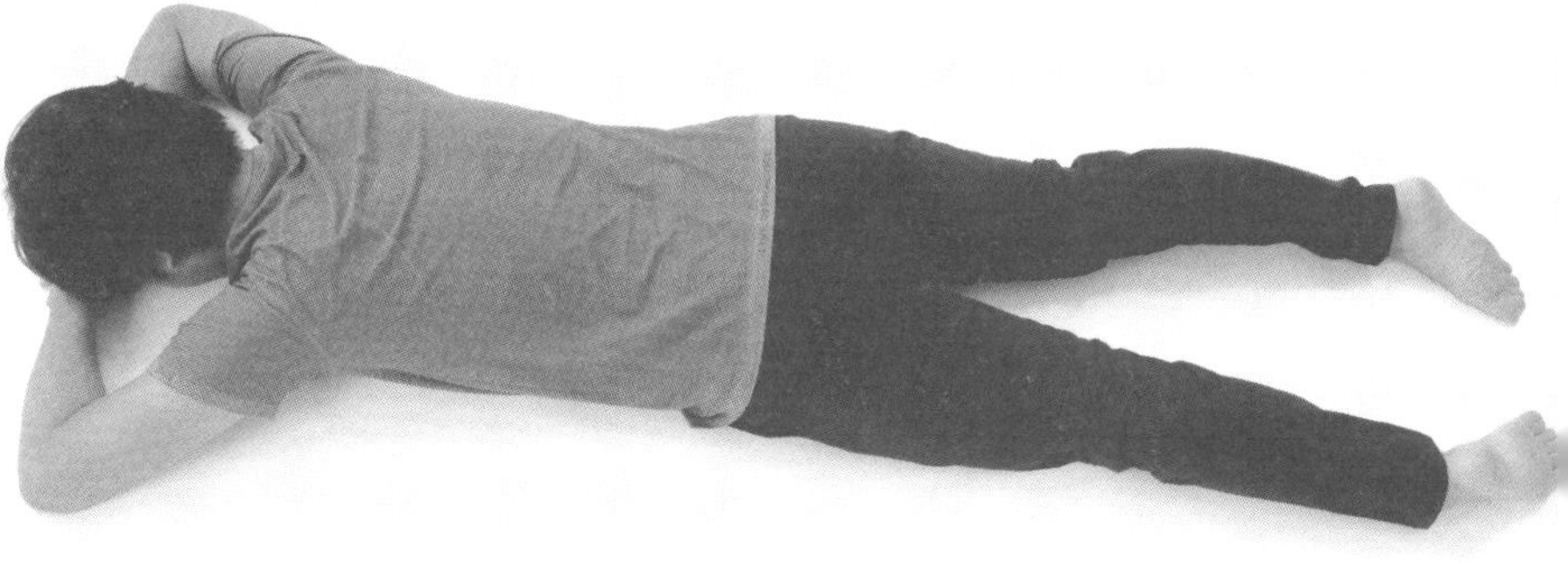

1 うつ伏せで両手はおでこの下に重ね、
力を抜きます。
足先は内側でも外側でも
気持ちのいいほうに。

2 そのままゆったりとキープします。
片膝を曲げて横を向いてもOK。

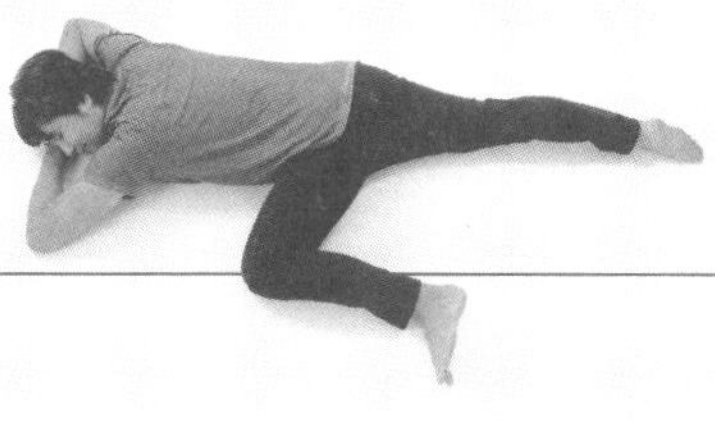

POINT

私たちの祖先がはるか昔に暮らしていた広大な大地に思いを馳せ、身をゆだねてみましょう。もともといた場所に、ただ帰る。そんな感覚でくつろいでみるのがおすすめ。忘れかけていた直感も戻ってきます。

STEP 1 10

演じるのは、もうおしまい

子供時代の私たちは無力です。親の庇護《ひご》がなければ生き延びられません。だから、親から愛されようと、必死なまでに、「愛してもらえそうな子供」を演じます。

最初は演技でも、続けていくうちに忘れてしまい、いつしか「よい子の仮面」が自分そのもののようになってしまう。しかし、そこまでして何とか得られた愛が私たちを満たすわけもなく、偽物《にせもの》であることに気付く時が、いつか必ずやってきます。

これが、本当の私？　こんなこと、本当に望んでいたの？　――と。

苦しくて仕方なくなったら、親に愛されるためにどんなルールを自分に課してきたか、どんな子じゃなきゃ愛してもらえないと思い込んできたかを振り返ってみましょう。

我がまま言わずに、物わかりのいい子でいなくちゃ。お母さんを喜ばせるために、勉強していい学校に入らなくちゃ。尊敬しているフリしなきゃ。

これまで生き延びさせてくれた「よい子の仮面」は、防具でもあったのです。

でも、今のあなたには、もう必要ありません。

お役御免《ごめん》になった仮面に「ありがとう」。

そして、「いろいろあったけど、よくやってきたね」と自分をねぎらうことを忘れないでくださいね。

グッタリした時

「燃え尽きちまった」のポーズ

深いリラクゼーション
心身のクールダウン

POINT

クールダウンにはもってこいのポーズです。大切なことは「だいたい」成し遂げたと仮定して、くつろぐことを自分に許しましょう。ベストは尽くした。よくやった！ それでよし。

1 ガバッと足を広げて座ります。両腕は立てた膝の上に。

2 「ふーっ」と深く息を吐きながら背中を丸めて脱力します。背骨の力を抜いて、柔らかな丸みが作れたらベスト。

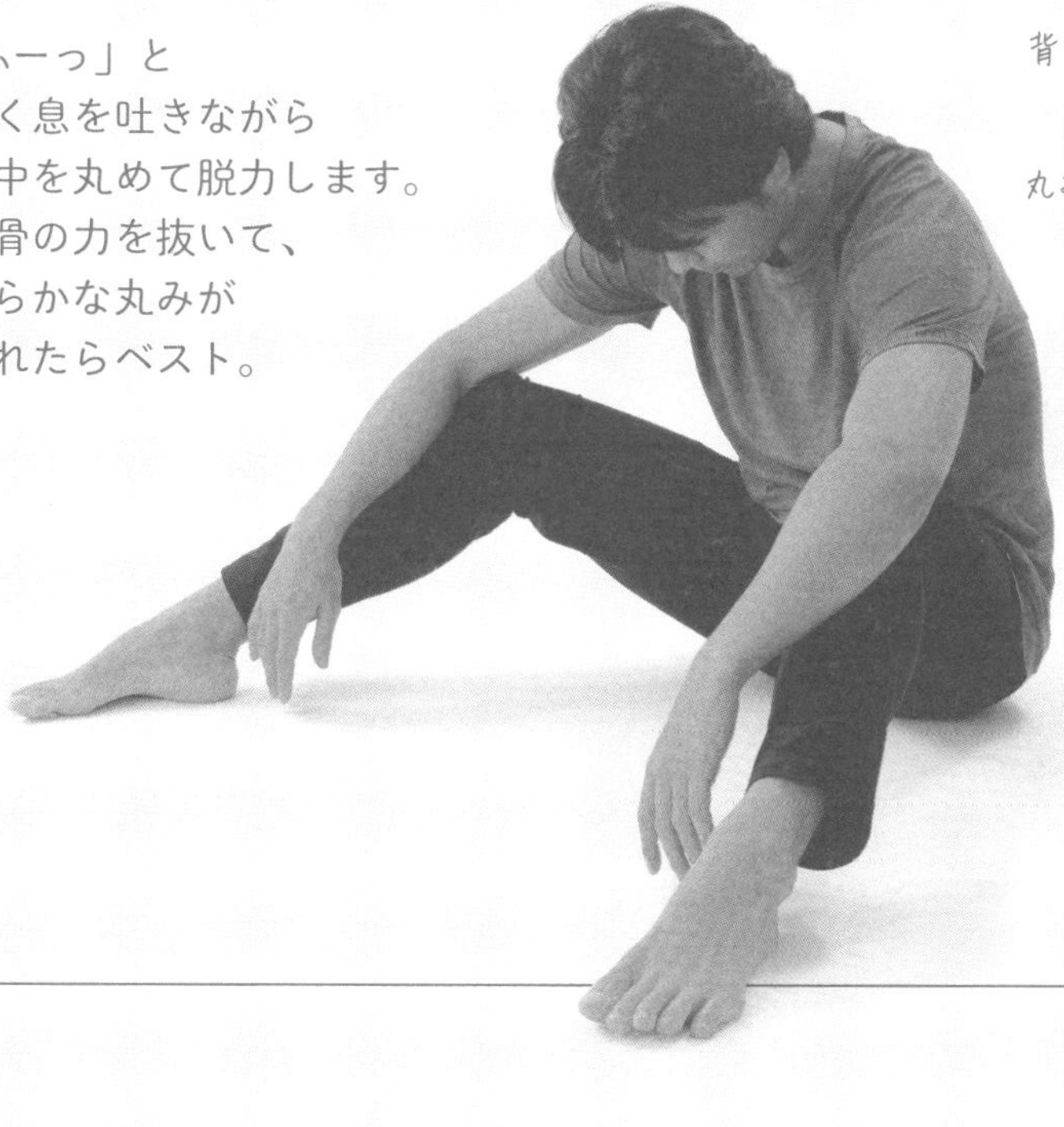

背中を丸めて脱力。柔らかな丸みを作ろう。

STEP 1 11

自分が無価値だと思ったなら、開き直りましょう

私たちは「人様に迷惑をかけない！」ということを至上命令のように刷り込まれているので、時々すごく苦しくなります。

でも、人は互いに迷惑をかけあって生きているもの。世のため、人のために役立つ生き方ができれば一番いいのかもしれませんが、できないからといって、あなたが「いなくていい存在」であるわけがない。あなたは、真っ当すぎるほどに真っ当です。

だけど、もし、この〝呪縛《じゅばく》〟がしんどかったら、「私には無理！　もうやれることしかやらない!!」って開き直っていいんですよ。

多分、あなたは自分に期待しすぎです。言い換えるなら、頑張りすぎ。「何の役にも立たない私は意味がない」と思い込むと、身動きできなくなります。

そんな時は、わざと無駄と思えるような時間を過ごしてみる。「息をして生きているだけで、今は、いいよね……」。これで、十分。

そして、急いでこう口にしてください。「面倒なことを考えるのは、とりあえず、後！」って。

大きな夢なんてなくても全然ＯＫ。むしろ、あなたの心がちょっぴり潤《うるお》うような、たとえば「あれ食べたい」って欲求を大事にしてみませんか。

その小さな繰り返しが、そのままの自分を受け入れることにつながっていきます。

ウンザリした時

STEP1

つらいことから今すぐ逃げる

倒れた戦士のポーズ

自分を認めやすくなる
ウエスト引き締め

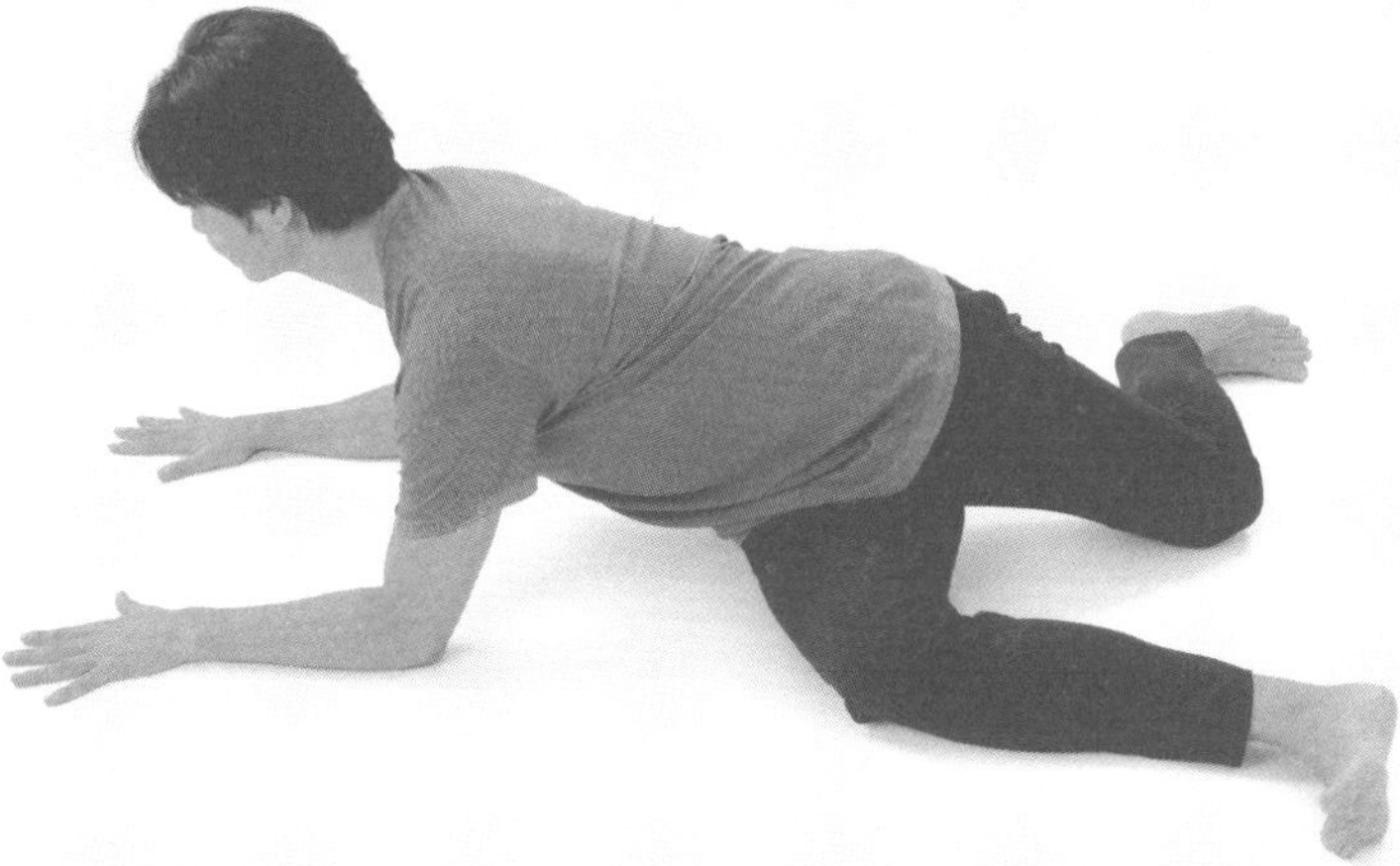

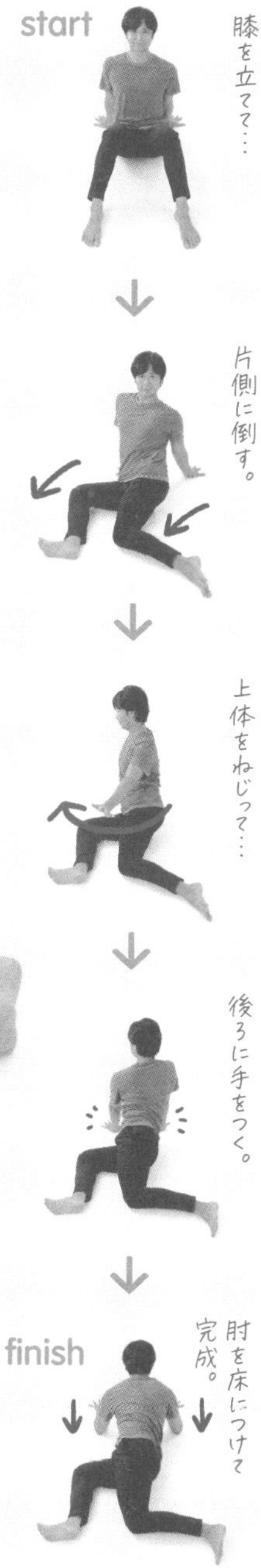

1 ガバッと足を広げて座り、膝を立てます。手は後ろにつきます。

2 片側に両膝を倒し、同じ方向へ上体をゆったりとねじります。肘を床につけ、そのままキープ。反対側も同様に。

POINT

背中は年齢がにじみやすいパーツ。背骨への刺激が若々しさを保ってくれます。ねじる時は無理に力をかけず、じわじわ、ゆっくりと。

STEP 1 12

役に立っていないと思っても、役に立っている

「役に立て！」と言われて育つのが日本人。

「息をしているだけで、宇宙の何かの役に立っている」と考えるのがヨガ。

ヨガは何もしなくとも、それだけで価値があるということに気が付く時間なのです。

「人の役に立ちたいんです！」と繰り返す人は「役に立たないと価値がない」と思い込んでいます。ゆえに、心の底では「一見すると、何の役にも立ってなさそうな人や物」を見下しがちです。

自分もそのランクの人間なのでは？　という恐れがあるのでしょうか。「こんな私は存在しちゃいけない」っていう強迫観念があるのかも。自尊心も持ちにくい傾向があるようです。

でも、誰が何と言おうと思おうと、あなたの存在そのものが、尊《とうと》いのです。この世に生まれてきたのは、宇宙にとって何らかの必要があったから。ここにいるだけで、価値・無価値を超えた「尊さ」があります。

いきなり信じることができなくても、「もしかしたら、私って尊いのかもしれない？」って思うだけでＯＫです。可能性の扉をオープンにしていると、やがて、真実が見えてきます。

イライラした時

ウサギのポーズ

- 心身のクールダウン
- バランス感覚の向上

POINT

首回りはとてもデリケートな場所なので、必ず手で床をしっかりとらえながら、ゆっくり行います。首の付け根や肩の上の部分がストレッチされる心地よさを楽しんでみてください。頭頂部のチャクラも刺激されて元気になります。

！ 首を痛めないよう必ず手で支えよう。

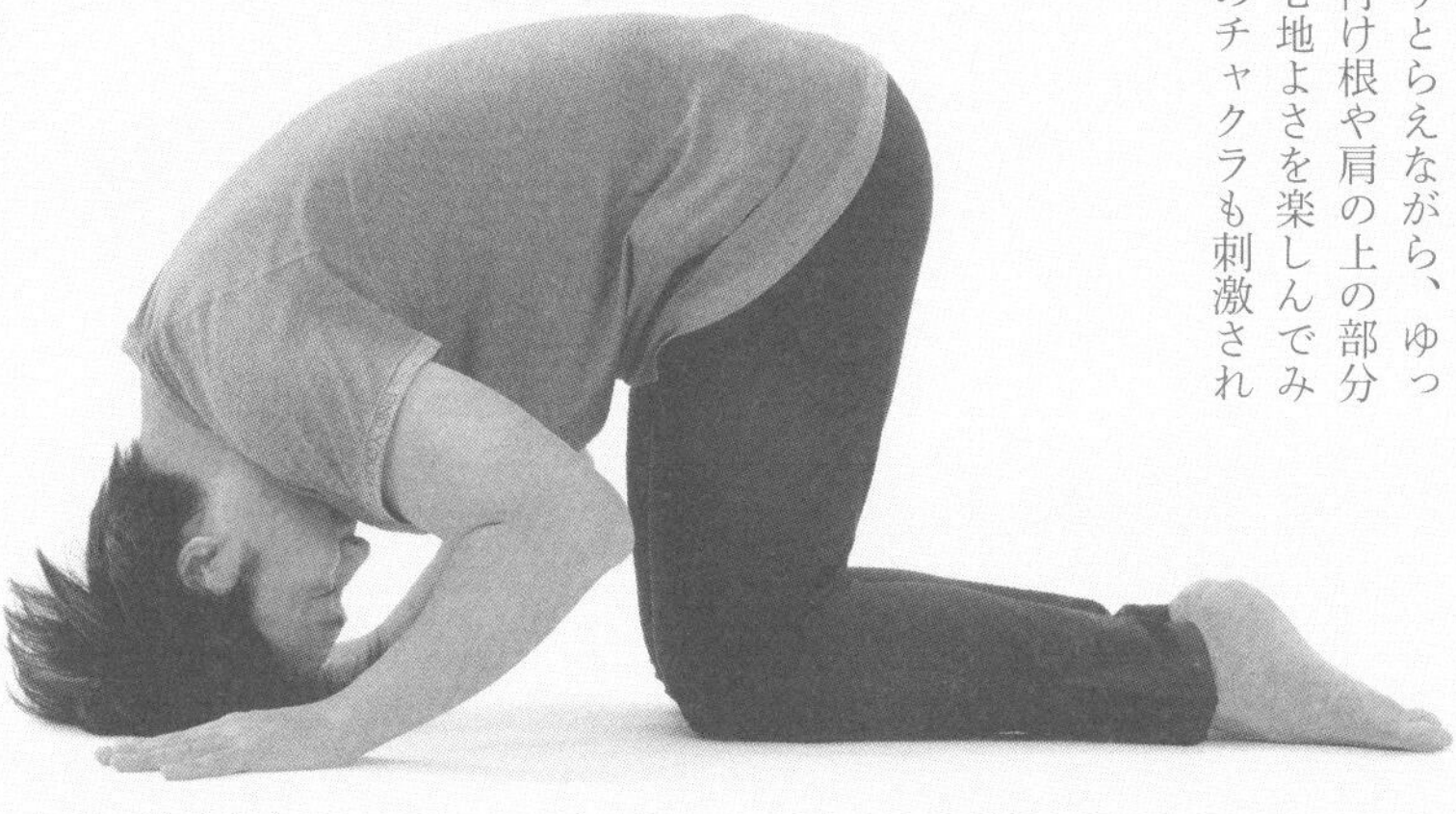

1 四つん這いになっておでこを床につけます。両手は顔の横に。

2 あごを少しずつ引いて、床についた部分をおでこから頭のてっぺんにじわじわと移し、そのままキープ。

STEP 1 13

咲くも散るも、命のリズム

どんな花も、必ず散ります。

風がなくとも、雨が降らなくとも、その時が来たら、散っていく。

花は時が来たら咲き、時が来たら、散る。

それはまるで、いつ咲くのか、いつ散るのかを決めてきているかのようです。

人もそうなのかもしれません。

生きていると、いろいろあります。私たちは、出会いや別れを繰り返しながら暮らしていますから、その中で、大切な人との別離も経験することでしょう。

ゆっくりと時間をかけて別れられることもあれば、ある日突然ということもあります。

「あの時、なぜ」「どうして……」と遅すぎる後悔を胸に、悩み苦しむこともあるでしょう。

ずっと咲き続ける花はないように、万物には定められたかのような命のプログラムがあります。

咲くも散るも、その人だけの尊い命のリズムの中にあります。

だから、出会いと別れには「ご意見無用」。私たちにできるのは、ただ「ありがとう」を伝えることだけ——それで十分なのです。

心細くて
つらい時

仰向けで足を上げるポーズ

- 立ち上がる気力が復活
- 冷えやむくみの改善

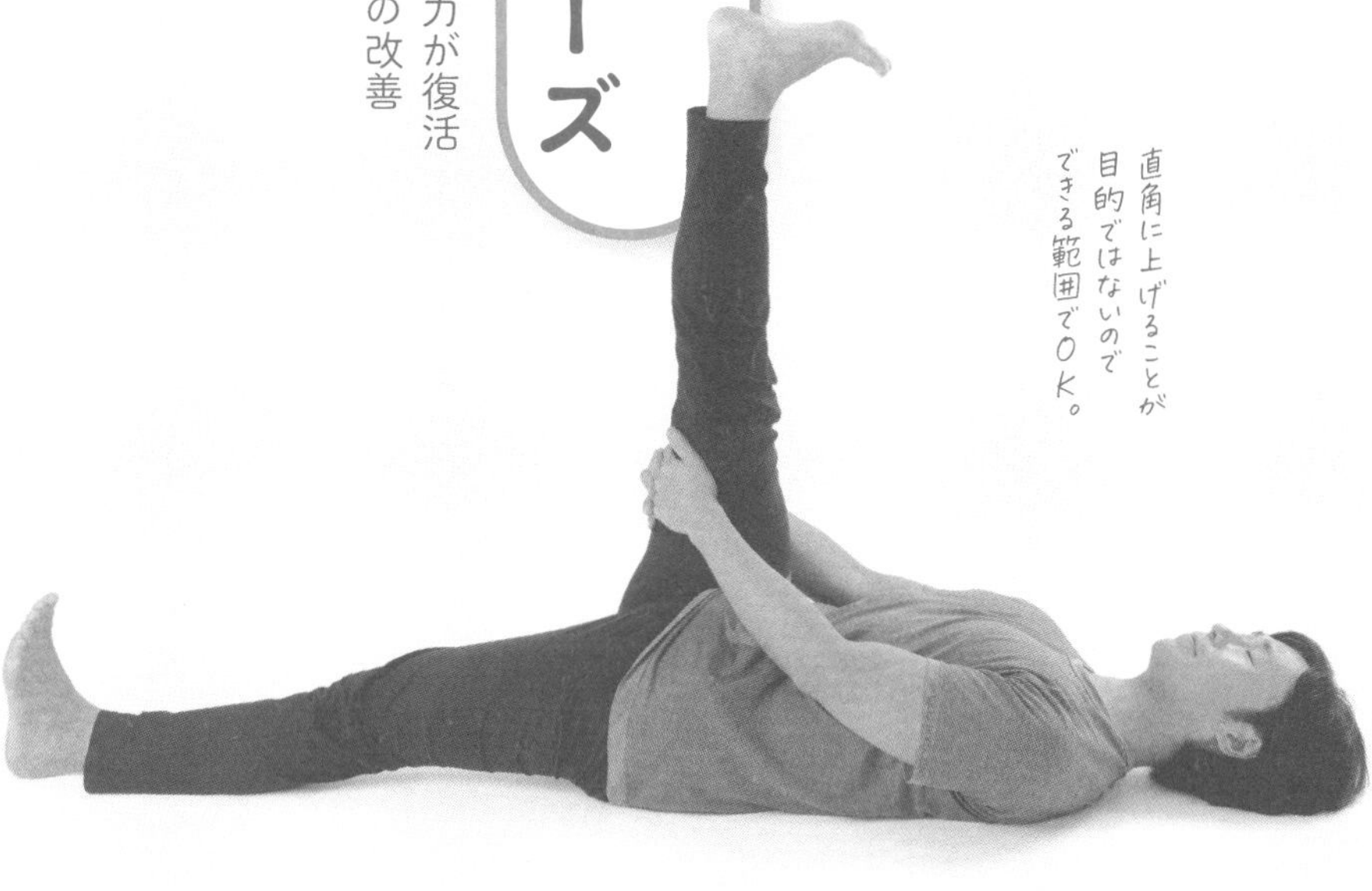

直角に上げることが
目的ではないので
できる範囲でOK。

1 仰向けになり、
できる範囲で片足を持ち上げます。

2 上げている太ももの裏へ
両手を回し、
かかとで天井を押すイメージで
キープ。反対側も同様に。

POINT

何にも持っていないような、つらい気持ちの時。このポーズで力強い足を持っていることに気付いてみましょう。鍛えておけば、いざという時の「逃げ足」もバッチリ！

STEP 1 14

お天気のように心はコロコロ変わるから

お天気って、よく変わりますよね。

「晴れのち曇り、ところにより雨」みたいに。

これは、まさに私たちの心。コロコロ変わるココロそのものです。

「生きてるってサイコー！」の日もあれば「最悪！もう死にたい……」って日もある。

コロコロ変わるココロでは当たり前のことだから、決して責めないでください。

無理やり明るくポジティブになる必要もないし、わざわざ暗くなる必要もない。

もし、気持ちがジェットコースター並みに揺れたとしても、それを見守りましょう。

良い、悪いって思わずに、ただ見守っていてください。

大風の日も大波の日もあるのが自然なように、心に変化があるのは当然。

あなたのその一瞬にとって必要だから起きていることなのです。

ヨガは心の波を鎮めるためのものではありません。波立つ奥に静かな場所があるのを知ることこそが、ヨガであると言われています。

静かな場所にじっと目を注いでいると、心はやがて、凪《なぎ》のように鎮まります。

やる気がゼロの時

朝におすすめ

針の穴のポーズ

歩き出す準備が整う
腰痛緩和

1 仰向けになって
両膝を立てます。

2 外くるぶしを
反対側の太ももに乗せ、
両手で膝を抱えます。

3 そのまま
じっくり胸に
引き寄せます。
反対側も同様に。

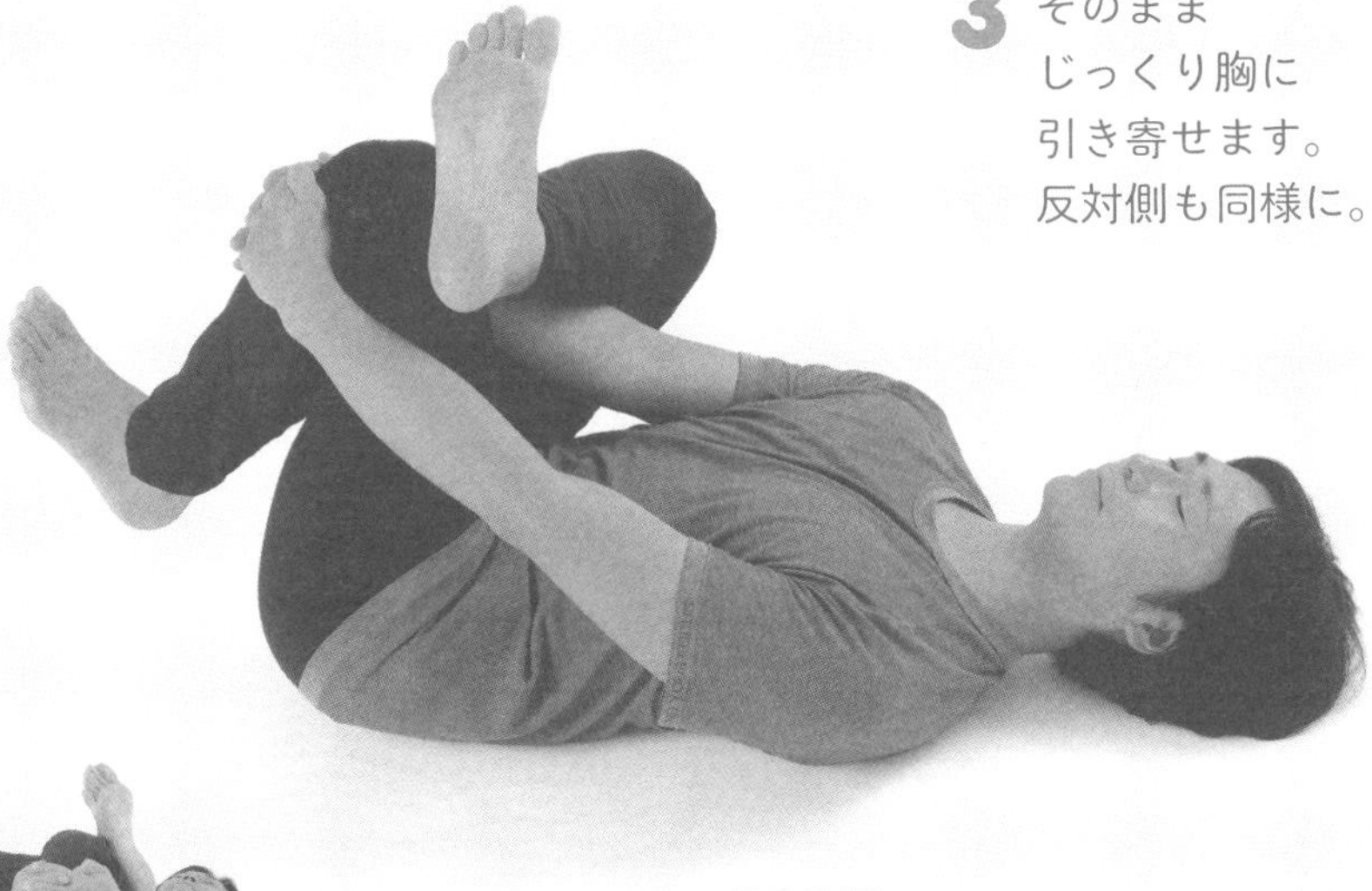

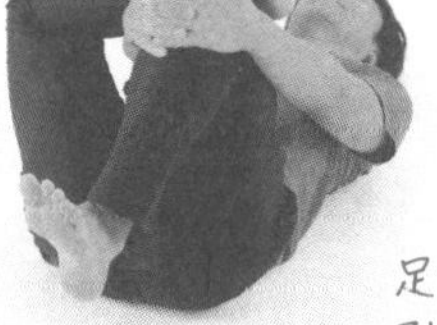

足を組んで
引き寄せる。

POINT

太ももに乗せた足首はL字形がベスト。膝関節を保護してくれます。腰痛に悩んでいる方は、朝、起き抜けにすると効果的。快適な一日をスタートできます。

STEP 1 15

名なしでいよう

私たちは名を持たずに、この世界にやってきました。
生まれた時に、社会的に必要なので名前が付けられました。
そして、名前から人格が作り上げられました。
しかし、同時に悩みや苦しみも付いてきたのです。

ヨガの時間は、その名前から離れてみましょう。
普段は誰もが「何者」かですが、「何者でもない自分」に戻ります。

名前を忘れて、名なしでくつろぐ。
誰でもない自分が、大地に溶けていく感覚を味わいましょう。
深いリラックスを体感できるはずです。

とことん落ち込んだ時

ワイパー

腰振り効果で陽気になる
疲労回復＆腰痛緩和

POINT

やる気がない時も、やる気がないまま、ゆらゆら動かしてみましょう。体が動くと、心もやがて動き出します。

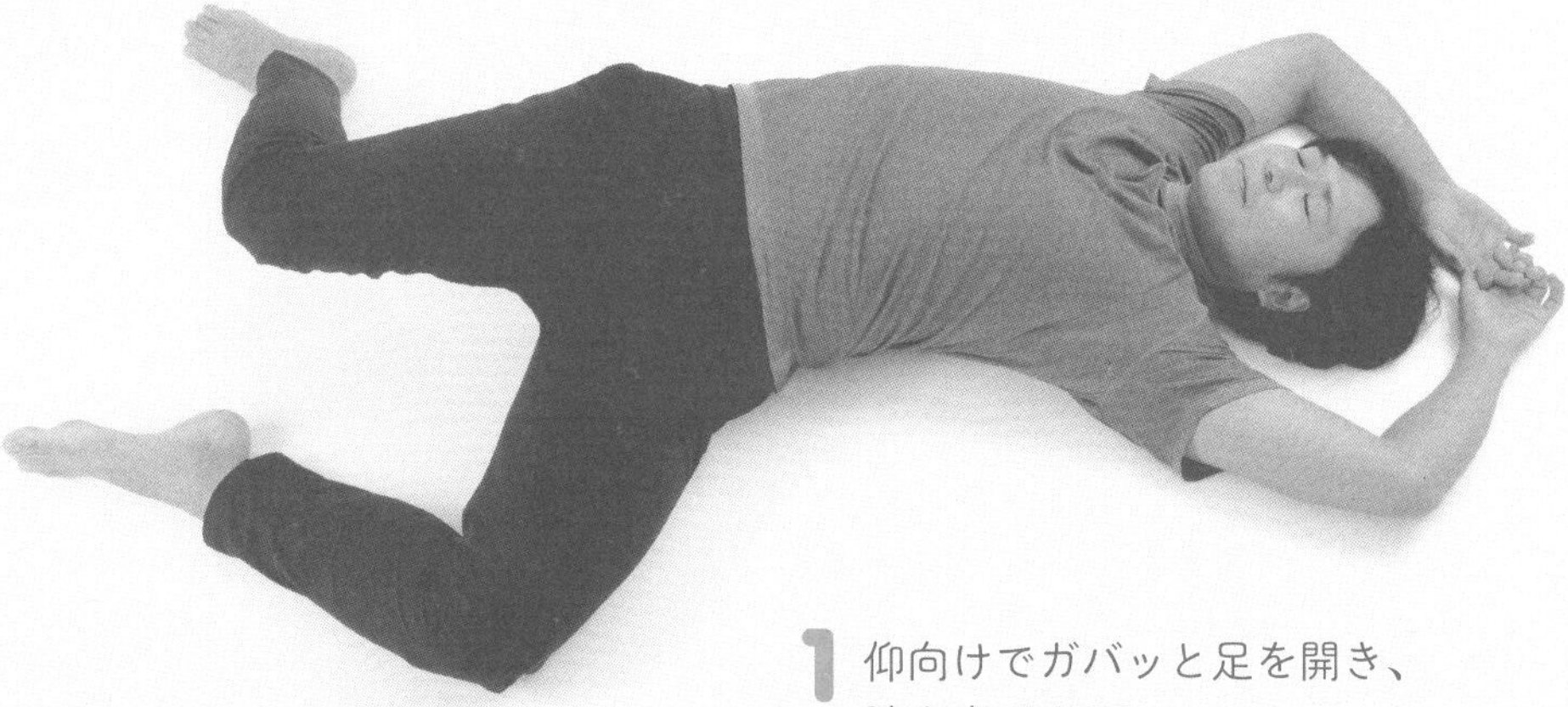

1 仰向けでガバッと足を開き、膝を立てます。

2 息を吐きながら膝を横に倒し、吸いながら戻します。反対側も同様に。

3 右へ、左へと膝をワイパーのように動かしてみましょう。

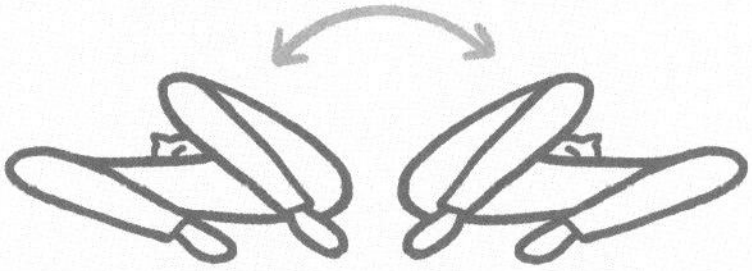

STEP 1 16

何もしないことをする

無《む》為《い》自《し》然《ぜん》。

「人の手を加えずに、あるがままに任せる」という意味です。

つまり、「何もしないことをする」ってこと。

ヨガの最終的な境地でもあります。

何かを努力し、成し遂げ、達成することによって、満たされたり、楽しかったり。もちろん、それも大いにありです。たくさん経験したらいいと思います。ただ、それは一瞬、束《つか》の間《ま》の出来事。

「何なんだろう。仕事もある。嫌いじゃない。お金にも、切《せっ》羽《ぱ》詰《つ》まるほどには困っていない。素晴らしいパートナーや友人もいるし、すべてが満たされているはずなのに……。

何なんだろう。全然、幸せを感じていない」

もし、どこかにそういう気持ちがあるのなら、「何もしない」という世界が残っています。

しばらくは落ち着かずにソワソワ、ザワザワしますが、放っておきます。

静かに見守っていると、やがて、ぽっかりと空いていた穴は豊かな沈黙に満たされ始めるでしょう。

やる気がゼロの時

お腹をねじるポーズ

- 気持ちが前向きになる
- 全身の血行促進

STEP 1

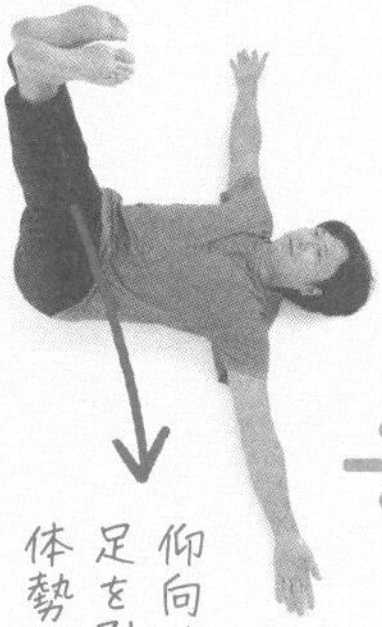

仰向けになり、足を引き上げた体勢から…倒す。

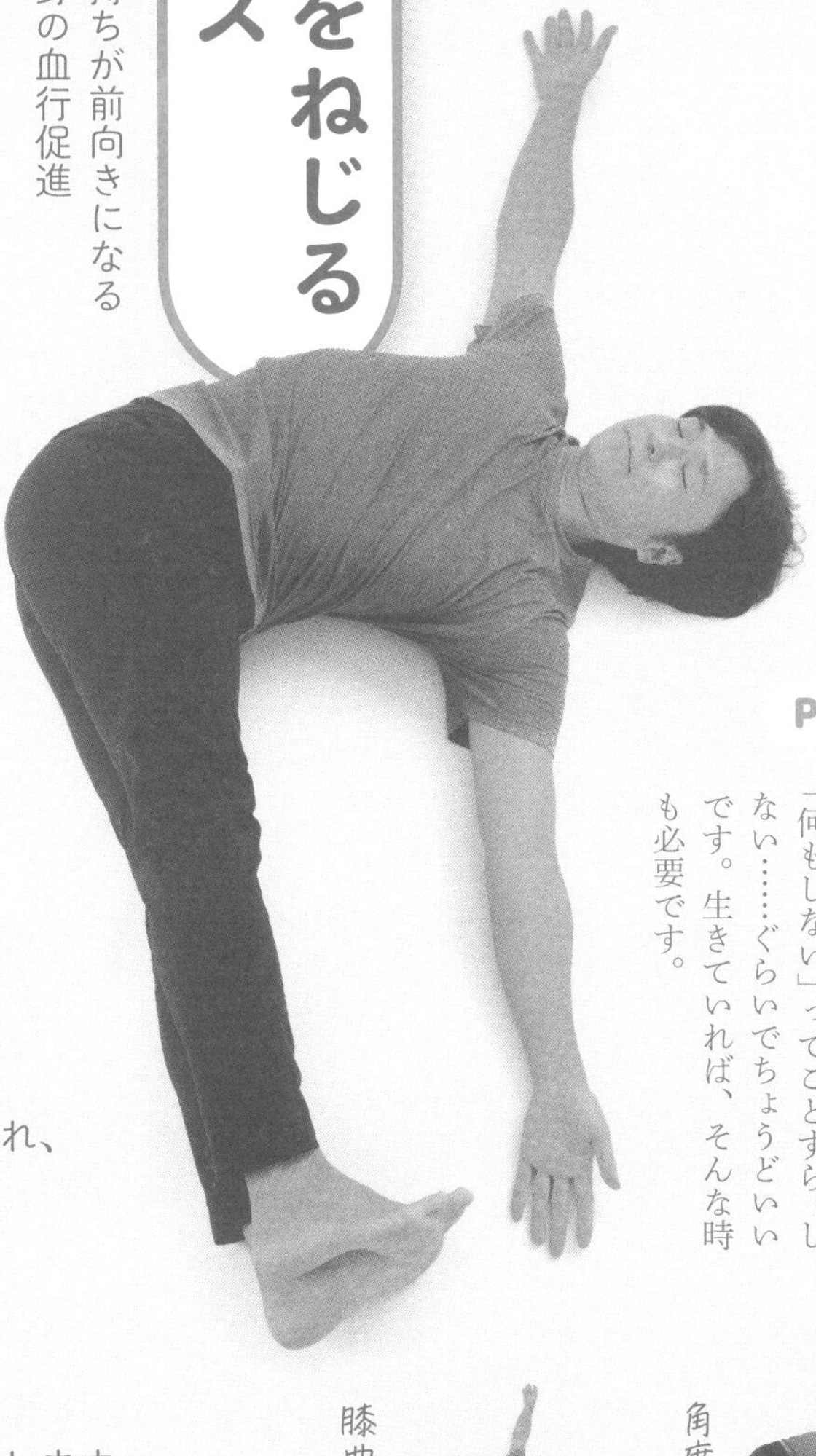

1 仰向けになって足を揃えます。

2 下半身にほどよく力を入れ、息を吸いながら足を真上に引き上げます。

3 吐きながら片側に両足を倒します。上半身と足が直角になるのが理想ですが、できる範囲でOK。反対側も同様に。

POINT

何もしたくない時、このポーズで何もしないでいましょう。「何もしない」ってことすら、しない……ぐらいでちょうどいいです。生きていれば、そんな時も必要です。

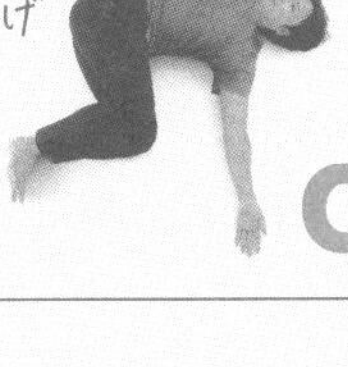

膝曲げ

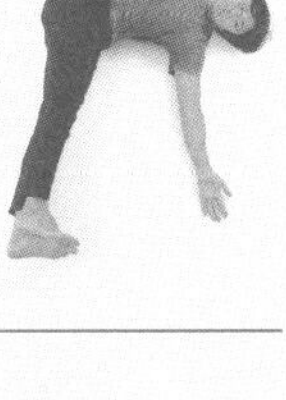

角度不足

OK

STEP 2

心と体を立て直す

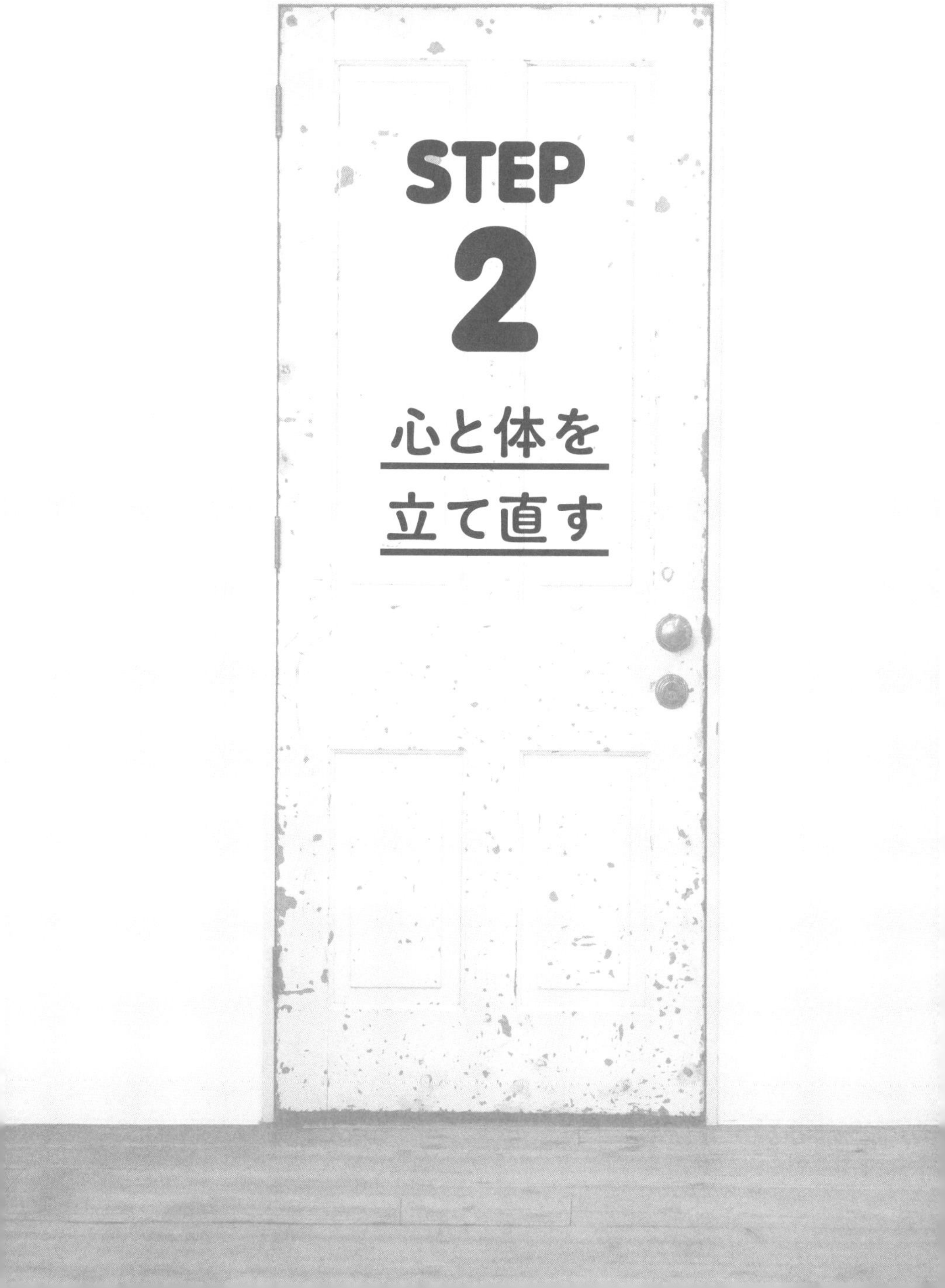

STEP 2 1

目を閉じて深呼吸

息は、自《みずか》らの心と書きます。
心を無理やり変えるのではなく、
ただ、息を変えてみましょう。
より、ゆったりと、細く、長く。
息をしましょう。

イライラした時

朝&夜におすすめ

&

吉《きつ》祥《しょう》座《ざ》

心身のクールダウン

細胞の活性化

POINT

ただ座ること。ヨガや瞑想の究極です。実は、あらゆるポーズはこの吉祥座を力みなくとれるよう、体を整えるためのものです。膝が浮く人は、膝と床の間にクッションを入れると楽です。時には何もせず、ただ座ることを自分に許してみてください。

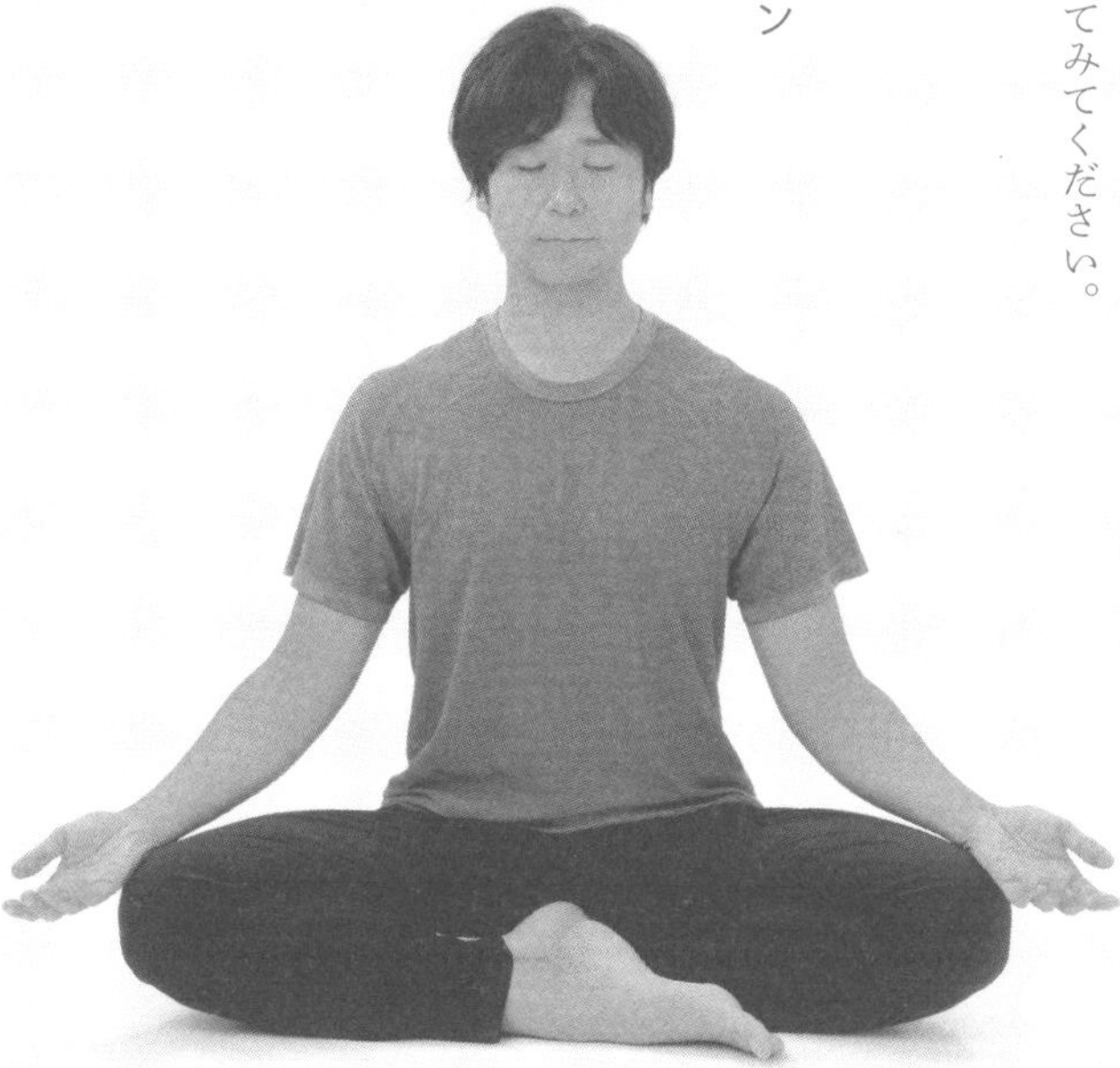

1 あぐらを組んで座り、
片方の足裏を反対側の
太ももの付け根に当てます。
かかとが縦に並んでいる
ように見えたら成功。

2 両手は膝上あたりに置いて、
軽く広げます。
腰から優しく背骨を立てる
イメージでキープ。

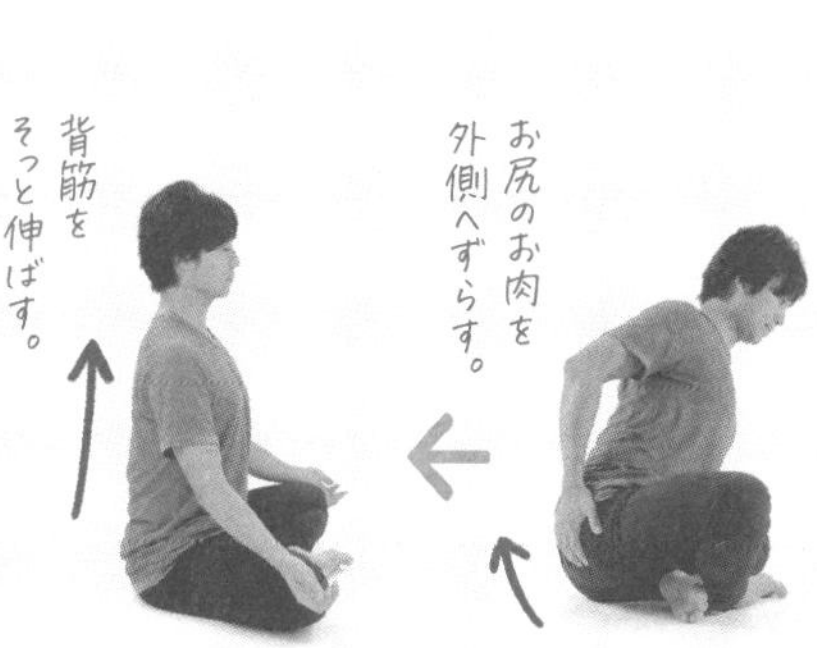

STEP 2

2

今日一日は、落ち着きを取り戻すために

ゆっくり深く呼吸する。
座った時、手を洗う時、お茶を飲む時。
思い出した時に、ただ、ゆっくり深く呼吸する。

食べたいと思う好きなものを食べる。
ゆっくりと、よく味わって食べる。
軽く運動する。大きく体を動かしてみる。
好きな音楽を聴く。
のんびりと、お風呂に入る。
テレビやスマホはまた明日見ることにして、ゆっくり寝ることにする。

ただ、ゆっくりと、ゆっくりと……。
そうしていると、徐々に落ち着きが戻ってきます。
自分を取り戻せた時に、明日への扉は開かれます。

心が折れそうな時

バッタのポーズ

前向きな気持ちが戻る
姿勢改善

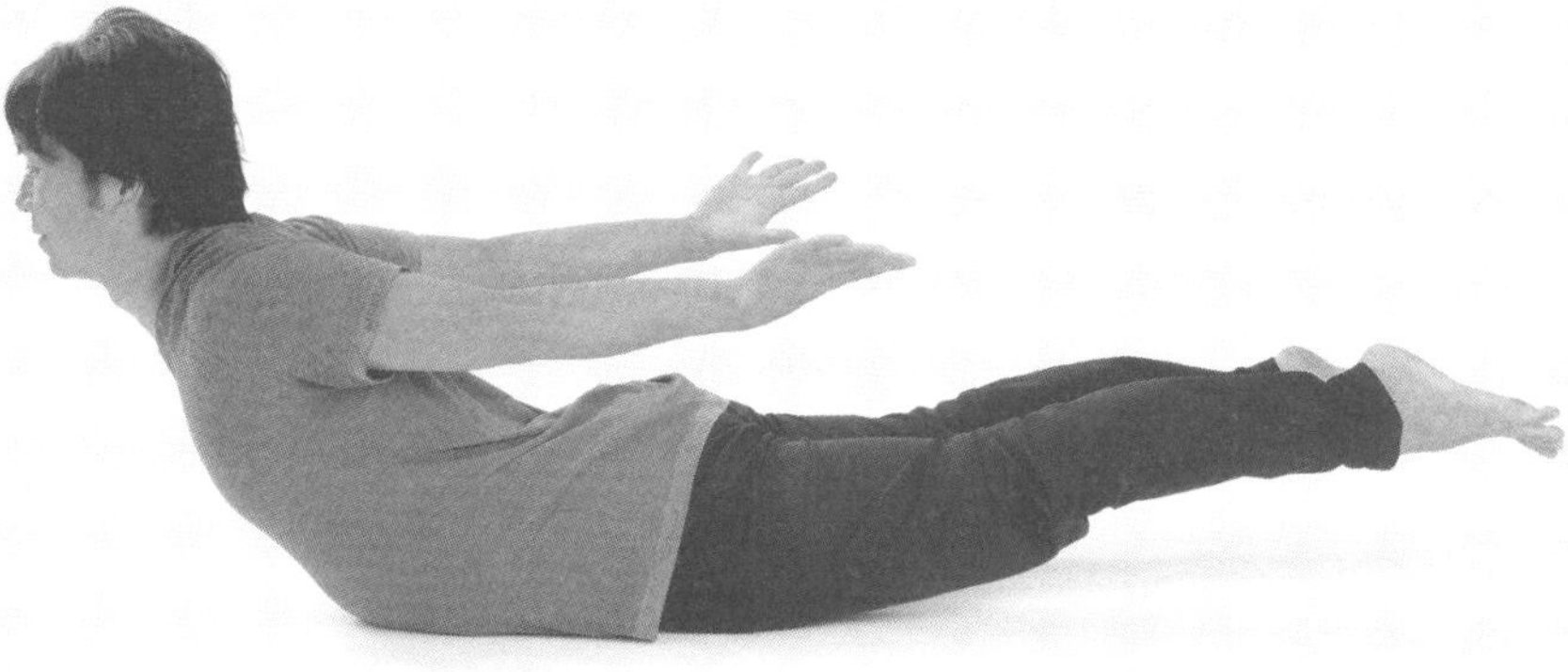

1 うつ伏せで両手を後ろへ伸ばし、
息を吸いながら上体を引き上げます。

2 いったん息を吐いた後、
次の吸う息で両手足を
引き上げてキープ。

3 慣れてきたら、両手を背中で組んだり、
前に伸ばしてもOK。

POINT

赤ちゃんも、この動きから全身の活動が高まっていきます。背筋は活力と結びついています。ここを強くすると、生きる力が付いてきます。

STEP 2 **3**

できない自分を「よし」とする

楽な姿勢で座り、背骨をできる範囲で立てます。

まぶたを優しく閉じ、深呼吸を3回。

今の、ありのままの状態を見ていきます。

◎体のコンディション……バランスが取れていても、いなくても→よしとする
◎人間関係……親兄弟、パートナー、友人とトラブル中→よしとする
◎嫌いな人がいる→よしとする
◎自分のメンタル……いつもクヨクヨしている→よしとする
◎ほんの些《さ》細《さい》なことでキレてしまったり、傷ついたりする→よしとする

ポイントは「何でもオールOK！ なんてできるわけないじゃん！」も、よしとすることです。

できないままで、問題ありません。

できない自分を「よし」としてみてください。

こんな感じで、抵抗せず、「今」にゆだねていきます。

すると、これまで経験したことのないくつろぎが、あなたに降り注ぎます。

悟《さと》ろう、悟ろうと努力していた時には見えなかったものが、抵抗を忘れると、見えてきます。

時には、自分をやめちゃうのもいいもんですよ。

イライラした時

朝におすすめ

猫のポーズ

落ち着きを取り戻す
呼吸機能アップ＆細胞の活性化

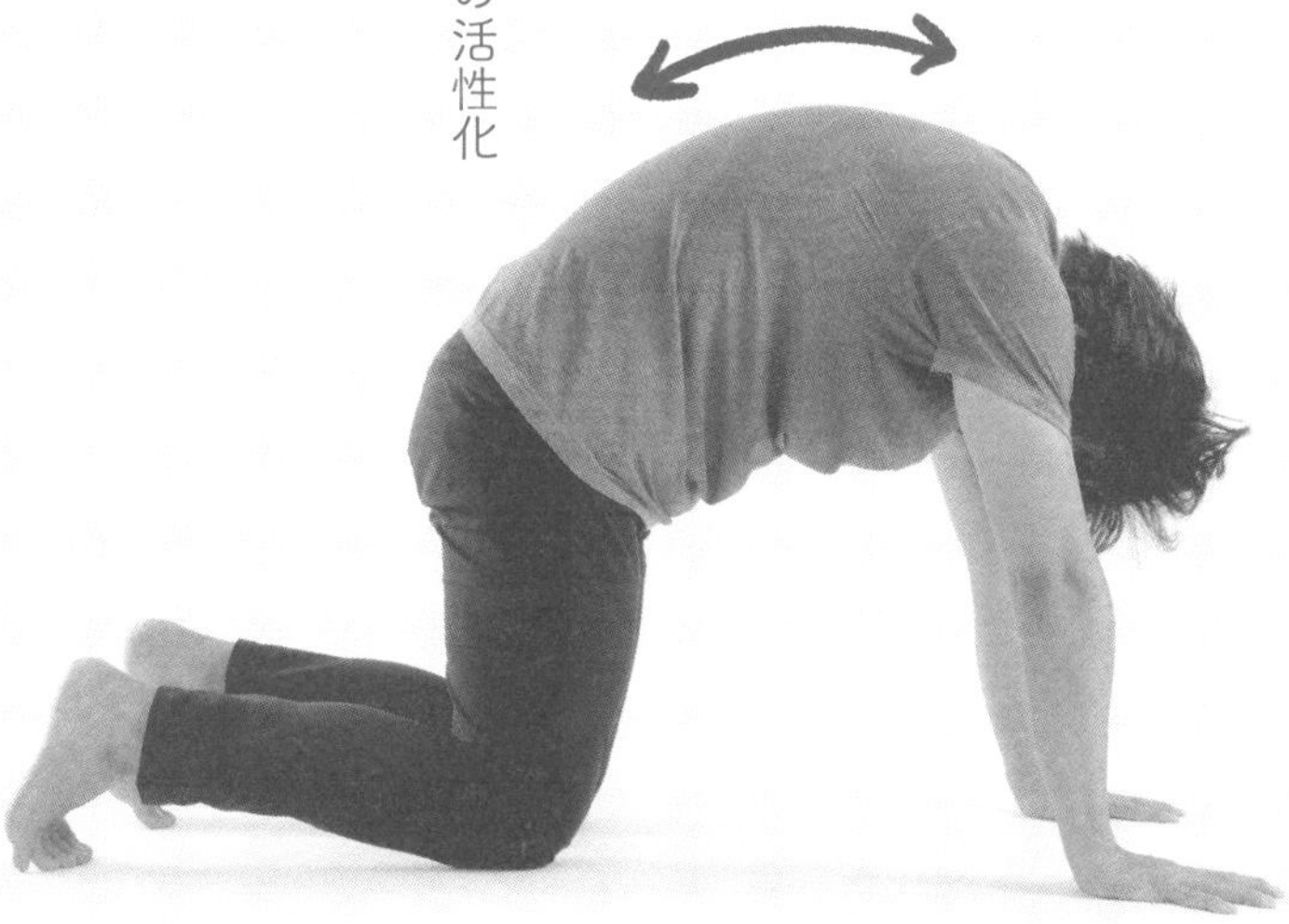

1 四つん這いになり、
息を吐きながら、
おへそを背中に
引き上げるようにして
丸くなります。

2 首回りの
よけいな力を抜き、
背骨の動きや
丸みを味わいつつ
キープしましょう。

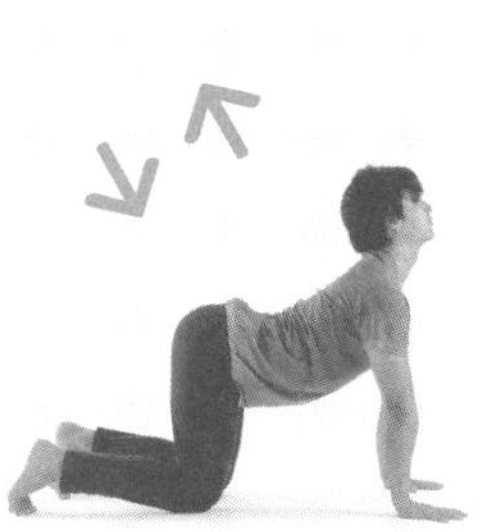

牛のポーズ

POINT

少しだけ気合いを入れたい朝など、さまざまな活動のウォームアップに最適です。p57の「牛のポーズ」とセットでやると、さらに効果的。

あえて情報を遮《しゃ》断《だん》しましょう

テレビにラジオにスマホにネット……。私たちは24時間365日、情報の垂れ流しに翻《ほん》弄《ろう》されているかのようです。それらが発するメッセージは「今のあなたじゃダメ」ってことだらけ。

「今のあなたじゃダメ」だから、痩《や》せよう、恋しよう、スキルを上げよう――って具合。

洗脳を受け続けた者は「私は何も持ってない」と思い込みます。

「ない！　ない！　ない！」って刷り込みは、やがて、何かを買っても「お金がなくなった！　貧乏になった！」と思うように成長します。

でも、よく見てください。ちゃんと対価で得たものがあるでしょう？

不足にばかり目がいく癖《くせ》がついているから、買い物でも、出ていったお金しか見えなくなっちゃうんです。

足りないことばかりに目を向けると、そこでループするだけになります。

ちゃんと得ているものにも、目を向けてみませんか。

「今、ちゃんと持っている」ことを確認するための方法はこれです。

垂れ流しの情報から、離れましょう。

それだけで、あなたは生きやすくなるはずです。

牛のポーズ

心身のバランスを整える
自律神経失調症&冷え予防

イライラした時

朝におすすめ

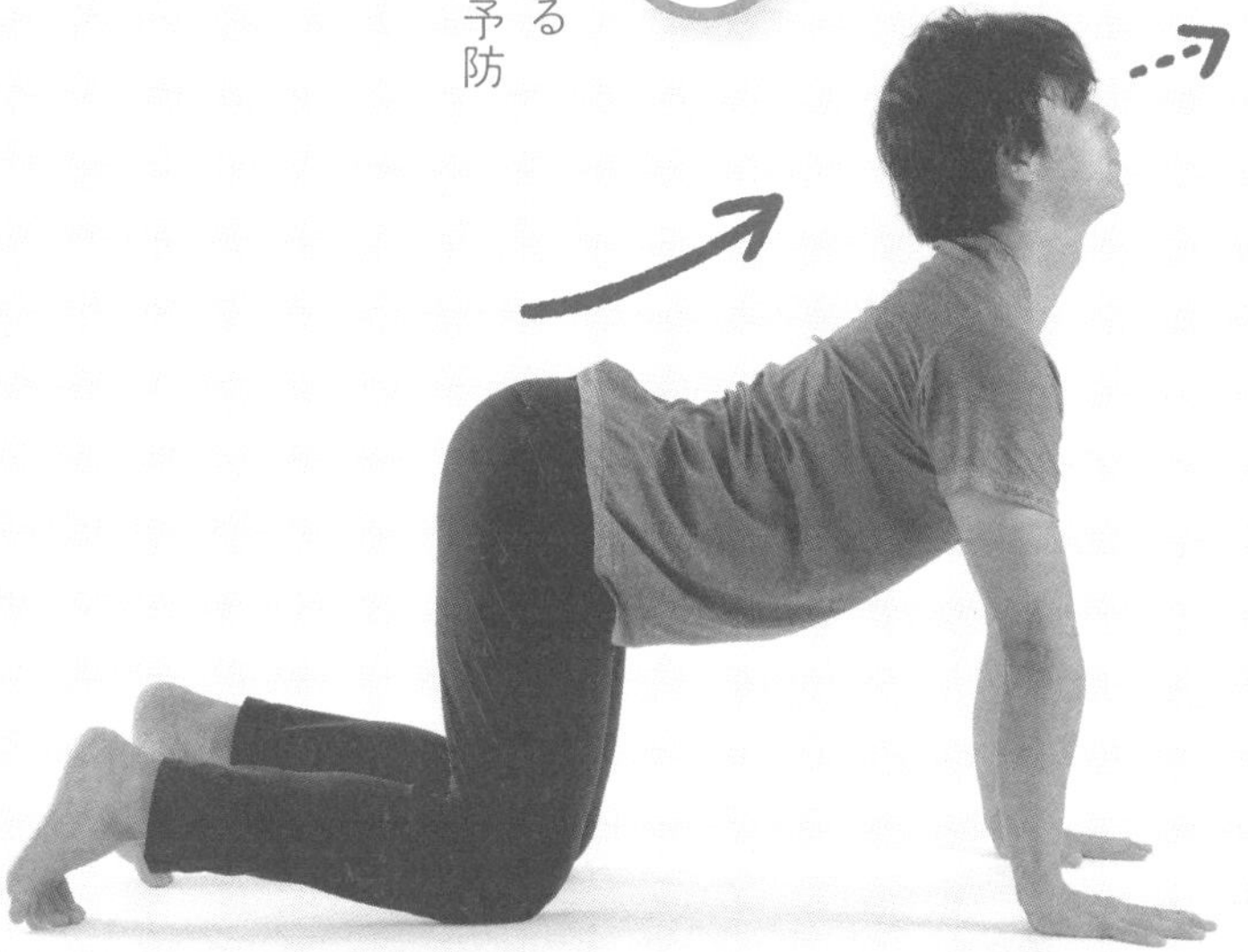

1 四つん這いになって、
息を吸いながら、
ゆっくり背骨を
しならせます。

2 肩から背中、腰にかけて、
「そらす」のではなく、
しなやかに
伸びるイメージでキープ。
目線は上に。

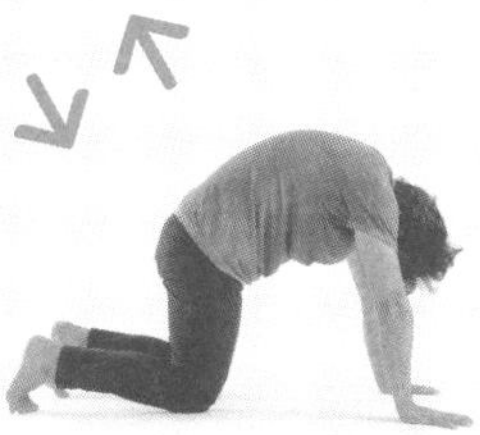

猫のポーズ

POINT

p55の「猫のポーズ」で息を吐き、この「牛のポーズ」で吸いながら、連動して交互に行うことで、さらなる効果が。バランス感覚が磨かれ、心と体のつながりが高まります。

STEP 2 5

批判ばかりの人から離れる

私たちは、批判することにかけては天才です。瞬時に、ありとあらゆるものを批判する能力があります。

批判している間は、自分がちょっと偉くなったように感じられます。

その瞬間だけは、くすぶっている己の劣等感を見なくてすみます。

類は友を呼ぶので、批判中毒の人のまわりには批判好きな人が集まって、「批判サークル」ができあがります。

でも、批判を続けることに疲れたら、もう卒業です。

まずは、天気に文句を言うのをやめることからスタートですよ。

晴れたら、気持ちいいなぁ。
雨なら、いいお湿《しめ》りだなぁ。

天気は「天」の「気」。「気」の正体はエネルギーです。

天気に文句を言うのをやめにしたら、やがて、他人への批判も驚くほど消えていきます。

不安が大きい時

朝におすすめ

虎《とら》のポーズ

心身の安定
ウエスト引き締め

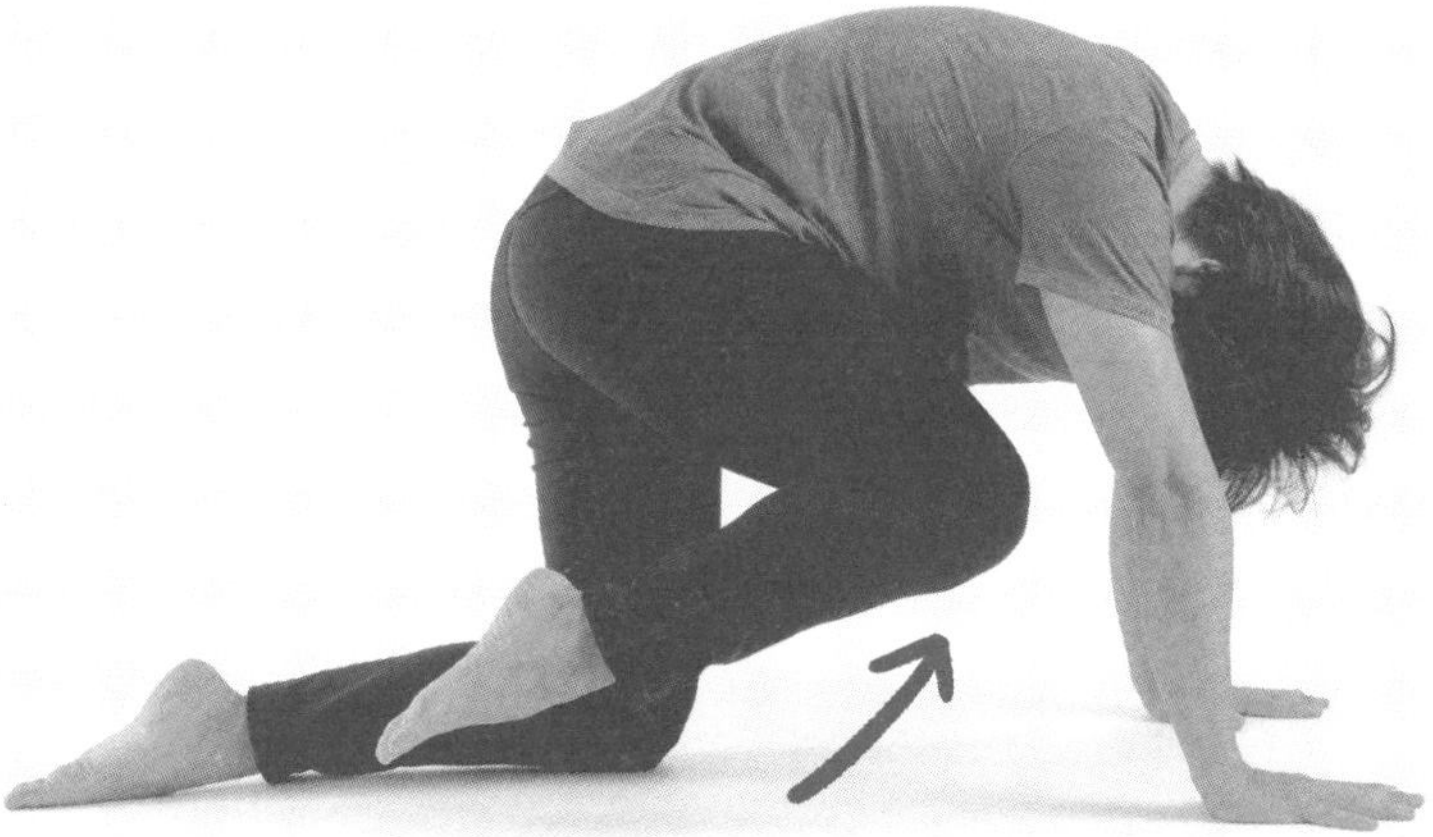

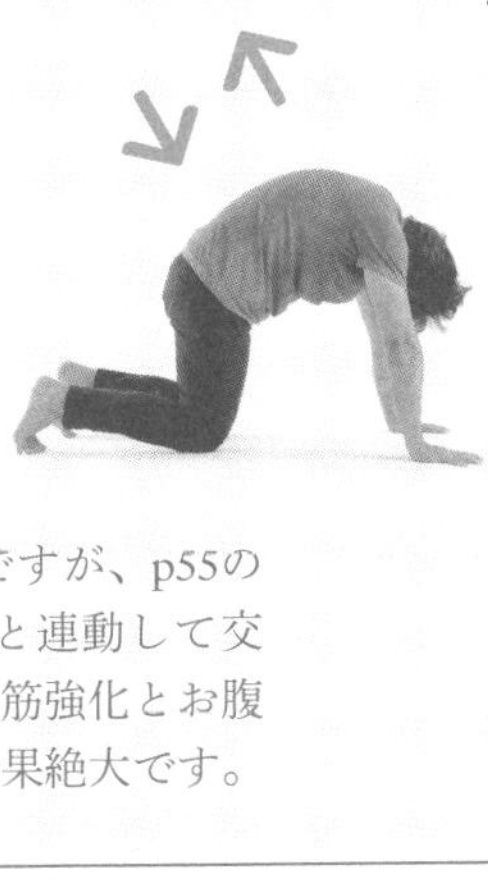

1 四つん這いになって、
息を吐きながら
片膝を曲げ、
ゆっくり鼻に近づけます。

2 背骨の動きや
丸みを味わいながら、
寄せられるだけ
寄せてみましょう。
反対側も同様に。

POINT

地味にキツいですが、p55の「猫のポーズ」と連動して交互に行うと、腹筋強化とお腹の引き締めに効果絶大です。

STEP 2 6

つらい時は比較をやめる

今がつらく、苦しいなら。

「いったい誰と比べ、競い、争っているのか」に目を向けると、謎が解けるかもしれませんよ。他人との比較に一喜《いっき》一憂《いちゆう》し、用ズミ宣告におびえる毎日だったら、ここはいったん振り出しに戻りましょう。

　まずは比べ、競い争っている自分に気付く。するとやがて、そのバカバカしさがわかってきます。

　みんな、生まれも資質も環境も、受けた影響も違うのに、同じ秤《はかり》にかけようとしますが、そのこと自体に無理があると思いませんか？

　自らを苦しめているカラクリに気が付くと、あなたのペースが見えてきます。

　この世であなたという人はひとりだけ。あなたはあなたでいましょうよ。

　ヨガの語源はサンスクリット語の「ユジュ」。日本語で軛《くびき》という「牛や馬と荷台を結びつける横木」を指します。思い通りに捕らえることができない心を、一点に結びつけて集中させるという意味があるのです。

　私たちの日常は、周囲の基準やペースに合わせて無理をしがち。しかし、それでは息苦しくなるだけです。「自分のペース」で生きなければ、心身ともに固まってしまいます。

　心と体の声を聴くことを忘れないでくださいね。

郵便はがき

料金受取人払郵便

牛込局承認

6585

差出有効期間
2021年5月
31日まで

162−8790

新宿区東五軒町3−28

㈱双葉社

文芸出版部 行

ご住所	〒		
お名前	（フリガナ）	☎	
		男・女　　　歳	既婚・未婚
職業	【学生・会社員・公務員・団体職員・自営業・自由業・主婦(夫)・無職・その他】		

ご購読ありがとうございます。下記の項目についてお答えください。ご記入いただきましたアンケートの内容は、よりよい本づくりの参考とさせていただきます。その他の目的では使用いたしません。また第三者には開示いたしませんので、ご協力をお願いいたします。

書名（　　　　　　　　　　　　　　　　　　　　）

●本書をお読みになってのご意見・ご感想をお書き下さい。

※お書き頂いたご意見·ご感想を本書の帯、広告等（文庫化の時を含む）に掲載してもよろしいですか？

1. はい　2. いいえ　3. 事前に連絡してほしい　4. 名前を掲載しなければよい

●ご購入の動機は？

1. 著者の作品が好きなので　2. タイトルにひかれて　3. 装丁にひかれて
4. 帯にひかれて　5. 書評・紹介記事を読んで　6. 作品のテーマに興味があったので
7.「小説推理」の連載を読んでいたので　8. 新聞・雑誌広告（　　　　　　　）

●本書の定価についてどう思いますか？

1. 高い　2. 安い　3. 妥当

●好きな作家を挙げてください。

（　　　　　　　　　　　　　　　　　　　　）

●最近読んで特に面白かった本のタイトルをお書き下さい。

（　　　　　　　　　　　　　　　　　　　　）

●定期購読新聞および定期購読雑誌をお教えください。

（　　　　　　　　　　　　　　　　　　　　）

グッタリした時

子供のポーズ

- 心身の疲労回復
- 深いリラクゼーション

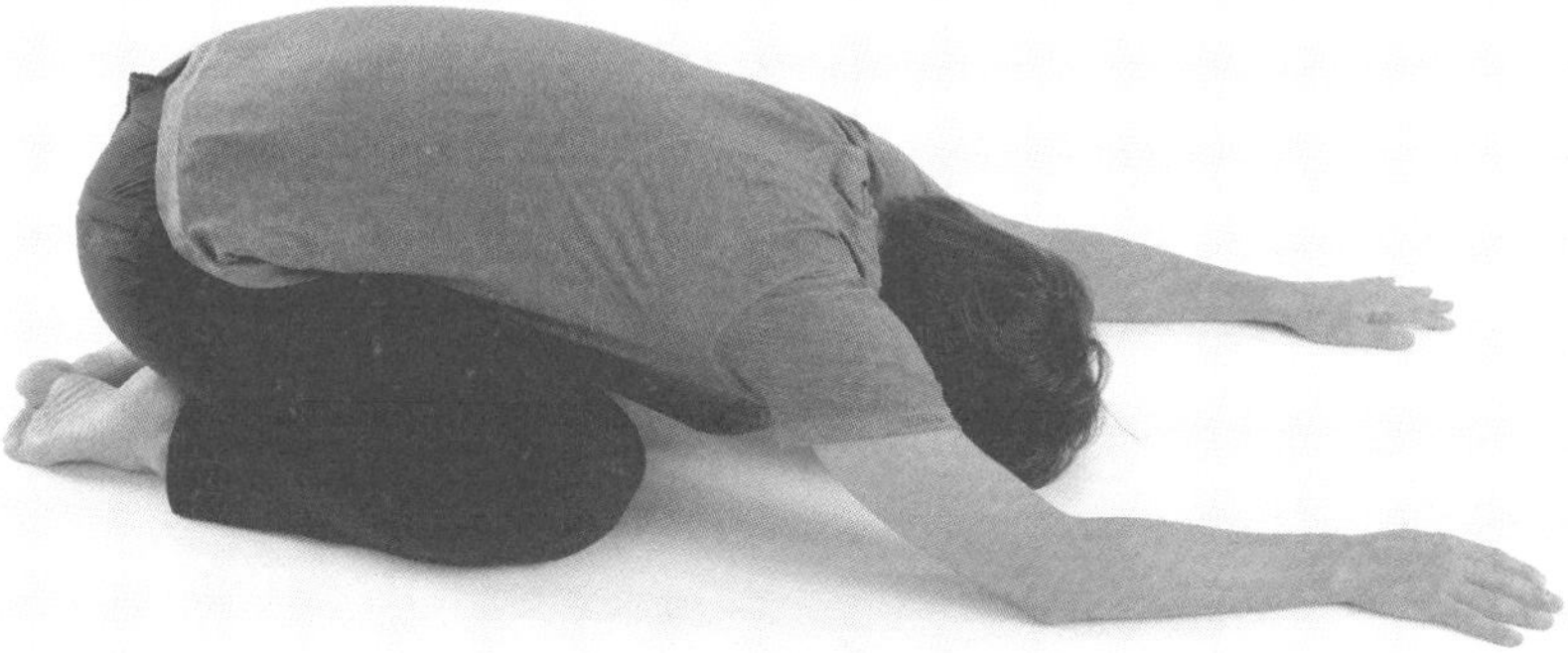

1 正座をして
体をゆっくり前に倒しながら
腕を伸ばします。

2 おでこが床についたら、
腕の力を抜いて
ダラリとさせます。
大地に身を任せる感覚を
楽しんでみましょう。

POINT

遊び疲れた子供のように、
ただお休みしましょう。
大人にこそ必要なポーズ
です。

STEP 2 7

イライラにさよなら

わけもなく、無性《むしょう》にイライラする時があります。

思い通りに事が運ばない焦り、不満、苛立《いらだ》ち――、もうウンザリなのに、どうにも止まらなくて困っちゃいますよね。

実はその根っこには、「寂しい」「悲しい」という思いがあります。まるで「私をないがしろにしないで！」と心が必死に訴えかけているかのよう。でも、うまく言葉に出せず、よけいにイラついて、ますます自分を嫌いになっていませんか。

そんな時こそ試してほしい、生きるのが楽になる秘訣《ひけつ》があります。

それは、「〝ながら〟をやめること」。

誰かと向かい合っている時に、ずっと携帯をいじられていると嫌な気持ちになりますよね。それって、自分が雑に扱われた気がするからだと思います。

自分も、同じです。自分を雑に扱わない。

まずは他のことに気を取られないで、今、ここにある「一息」「一挙一動」と、ただシンプルに気負いなく向き合う。それだけです。

胸に手を当てて、鼓動を感じてみる。首をゆっくり丁寧《ていねい》に回してみる……。

その一瞬、一瞬に集中していくだけで、イライラのマグマはいつの間にか鎮まっていきます。

ウンザリした時

子犬のポーズ

気力復活
肩こり解消

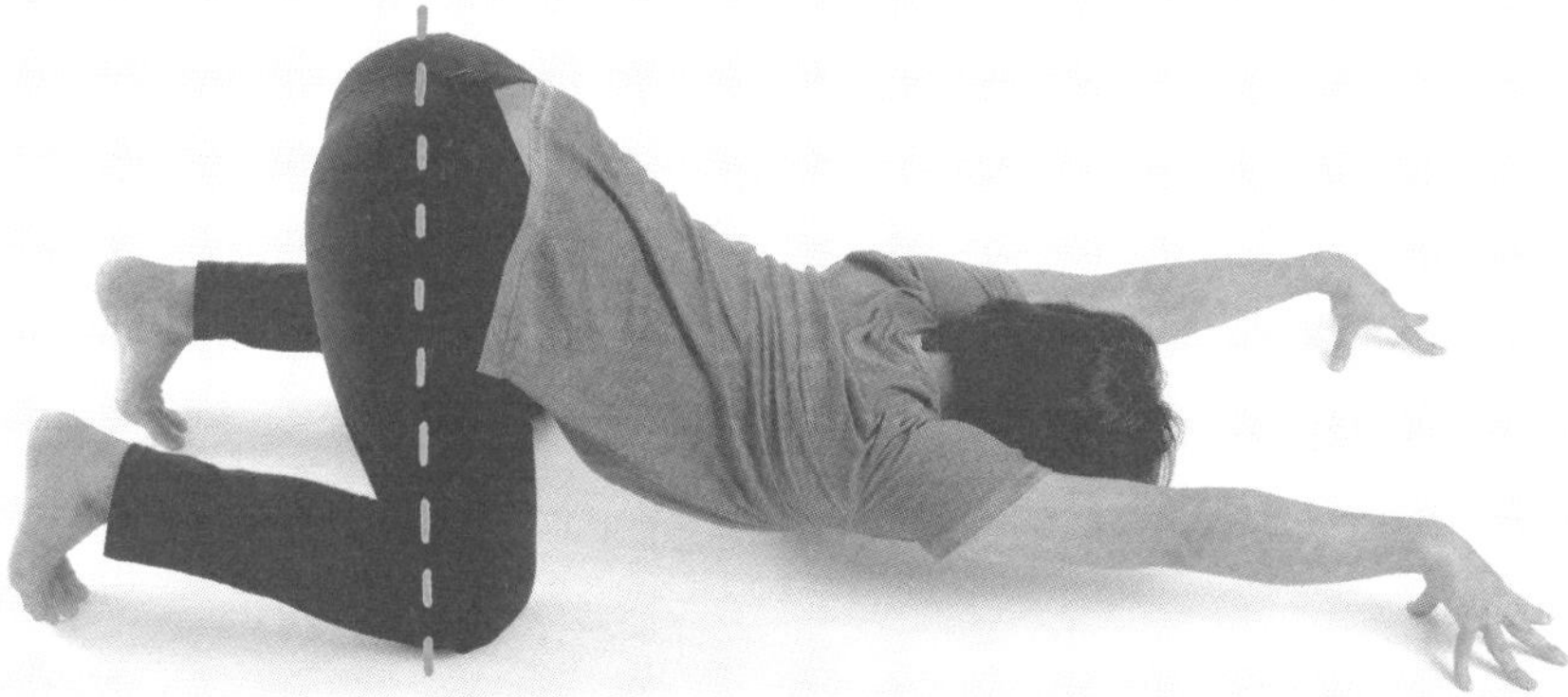

1 四つん這いになって指先をつきます。
足の爪先も曲げます。

2 両手を前に進めつつ、
お尻を後ろに引き、
おでこが床に近づいたところでキープ。
膝の上あたりに骨盤がくればベスト。

POINT

背骨が整い、立ち上がる準備ができる簡単ストレッチ。さらに指を立てることで、前腕や上腕も活性化します。

STEP 2 8

ちょうどいい重さを探してみませんか

私たちは「何をするか？」ばかり考えています。

休みの日ですら「何かをしないといけない」気になります。

スケジュールを埋めることだけに一生懸命になるのではなく、「どうあろうかな～？」に考え方をシフトすると生き方が変わってきますよ。

「何をするか？」ではなく「どういう存在でいるか？」

こっちのほうが、はるかに大事。

基本的に、現代人はやりすぎの傾向があります。

この暮らしに疲れてきたら、足すのではなく、むしろ引くこと。

足し続けるのをよしとしていた時代とは、もうさよならです。

引くことによって本来のよさに帰ることができます。

アクセサリーも、着けすぎると重くなります。

減らすと楽になるのに気付きましょう。

リセットしたい時

杖《つえ》のポーズ

心身ともに目覚める
立ち上がる準備が整う

POINT

腰から背骨を引き上げる意識でトライしてみましょう。背筋、腹筋、太ももの裏……地味に見えて、「眠っていたところが目を覚ます」全身を使ったポーズです。p67の「両足を伸ばして前屈するポーズ」と連動すると、なお効果的。

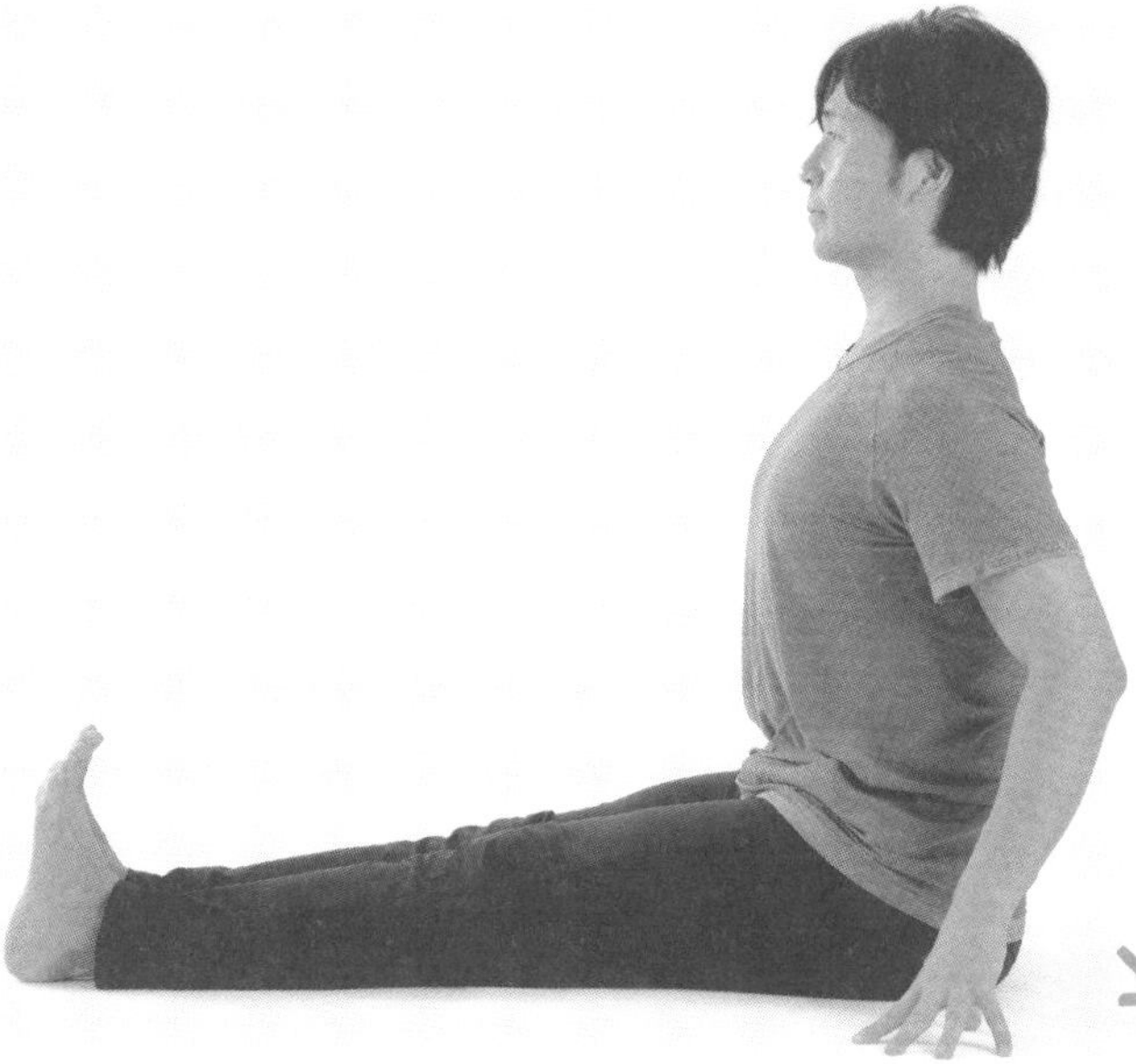

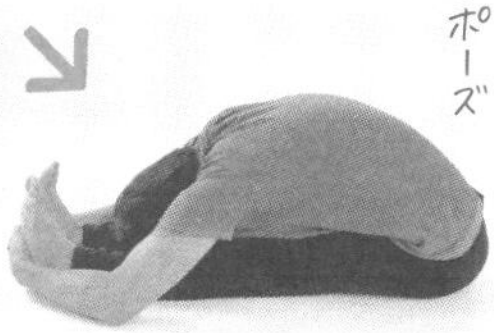

両足を伸ばして前屈するポーズ

1 足を揃えて座ります。手は体の横に。

2 かかとで前方を、手で床を押し、息を吸いながら上半身を天井に向かって引き上げます。L字の形でキープ。

STEP 2 9

オセロのように

オセロゲーム。一度は遊んだことがあるのではないでしょうか。一手で白が黒になり、黒が白になる。その仕組みは、私たちの人生に似ています。

今日、「あ〜、幸せだなぁ」と感じられたら、これまで経験した嫌なことは、今日の幸せに至るためのものだったと思えます。失恋、もめごと、病気、事故——望まない過去のすべてが肯定される。あれがあったから、今、こうして幸せなのかもってね。

逆に「もう、最低最悪！」だとすると、昨日までのことすべてが、今日の不幸の原因になってしまう。今、不幸なのは親のせい、生まれのせい、あれがなければ、あんなことが起きなければと、過去は恨みつらみの対象になってしまいます。

でも、たとえ今日がツイていなくても、明日、幸せを感じられたら、昨日までの不幸のすべてがひっくり返って幸せになる。オセロにそっくりですね。幸せも不幸せも絶対的なものではなく、今日の一手で簡単に変わるんです。

「毎日、黒続きだよ……」と思う日は、愚痴を言っても、毒を吐いてもいいですよ。でも、その後は、「まあ、それでも、よくやってきたよね」って、心に「白い石」を打つ。それだけで、「黒」は次々と「白」にひっくり返ります。

不安が大きい時

夜におすすめ

両足を伸ばして前屈するポーズ

寝つきをよくする
消化機能アップ＆疲労回復

POINT

息を吸いながらp65の「杖のポーズ」、吐きながらこの「両足を伸ばして前屈するポーズ」を組み合わせるのが理想的。不安で眠れない夜やおやすみ前のひとときに、特におすすめです。

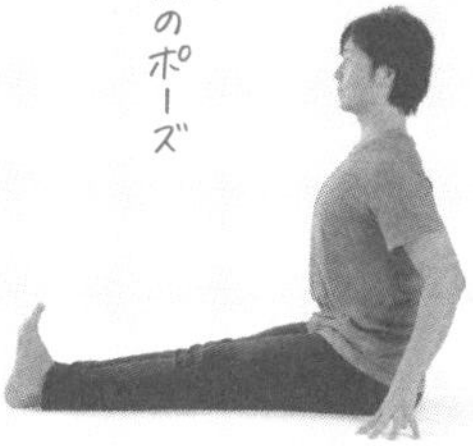

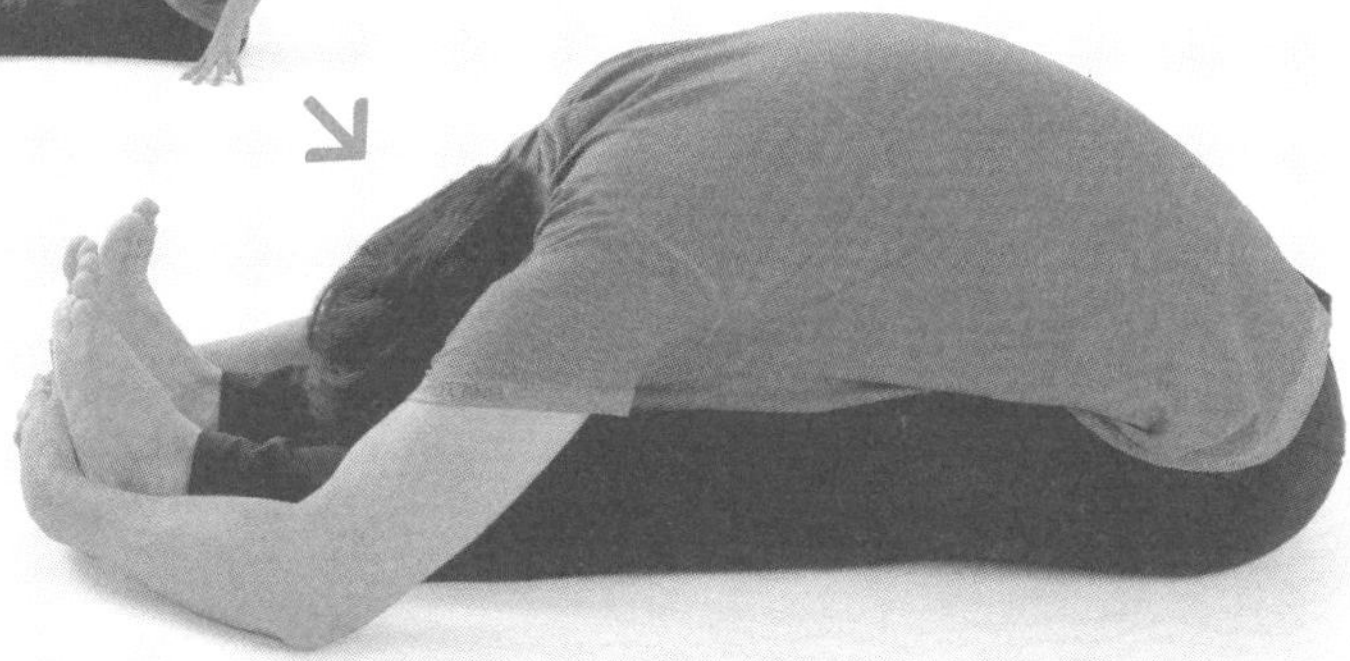

1 足を揃えて座り、
上半身を天井に向かって
引き上げます。

左小図「杖のポーズ」参照 ➔p65

2 息を吐きながら
足裏、足首、ふくらはぎなど
届くところを掴んでキープ。
背中はできるだけ丸めずに
太ももの付け根から
曲げる意識で。

STEP 2 **10**

自分が嫌いになりそうなら、月を眺めましょう

人は、古くから月を愛《め》でてきました。

夜空を麗《うるわ》しく照らす満月はもちろん、ほんの少し欠け始めた十六夜《いざよい》の月、眉月《まゆづき》や月舟《つきふね》とも呼ばれる細い三日月《みかづき》、弓張《ゆみは》り月《づき》の別名で親しまれる半月など、その満ち欠けにさまざまな名前を付け、折々を楽しんでいたのです。

月は言うまでもなく、まん丸です。当たっている光で欠けているように見えるだけ。ですが、多彩な表情を見せてくれるからこそ、人を惹《ひ》きつけてやまないものなのでしょう。

私たちも同じです。

本質はまん丸。

「ここが欠けているから、許せない！」「私がなりたいのは、この形じゃない！」と嘆いても、その瞬間の光の当たり具合で見え方が変わっているにすぎません。

満ちていてもよし。

欠けていてもよし。

自分が信じられなくなったら、月を眺めてみましょう。

どんな形であろうとも、今宵の月も、とても綺麗です。

心が折れそうな時

夜におすすめ

合《がつ》蹠《せき》*のポーズ

寝つきをよくする

血行促進&生理痛緩和

POINT

体を前に倒さず、膝を床に近付けるようにしながらキープするだけでもOK。股関節がほぐれ、骨盤周辺の血行が改善されます。骨格により、動きが制限されることもあるので、無理せず行いましょう。

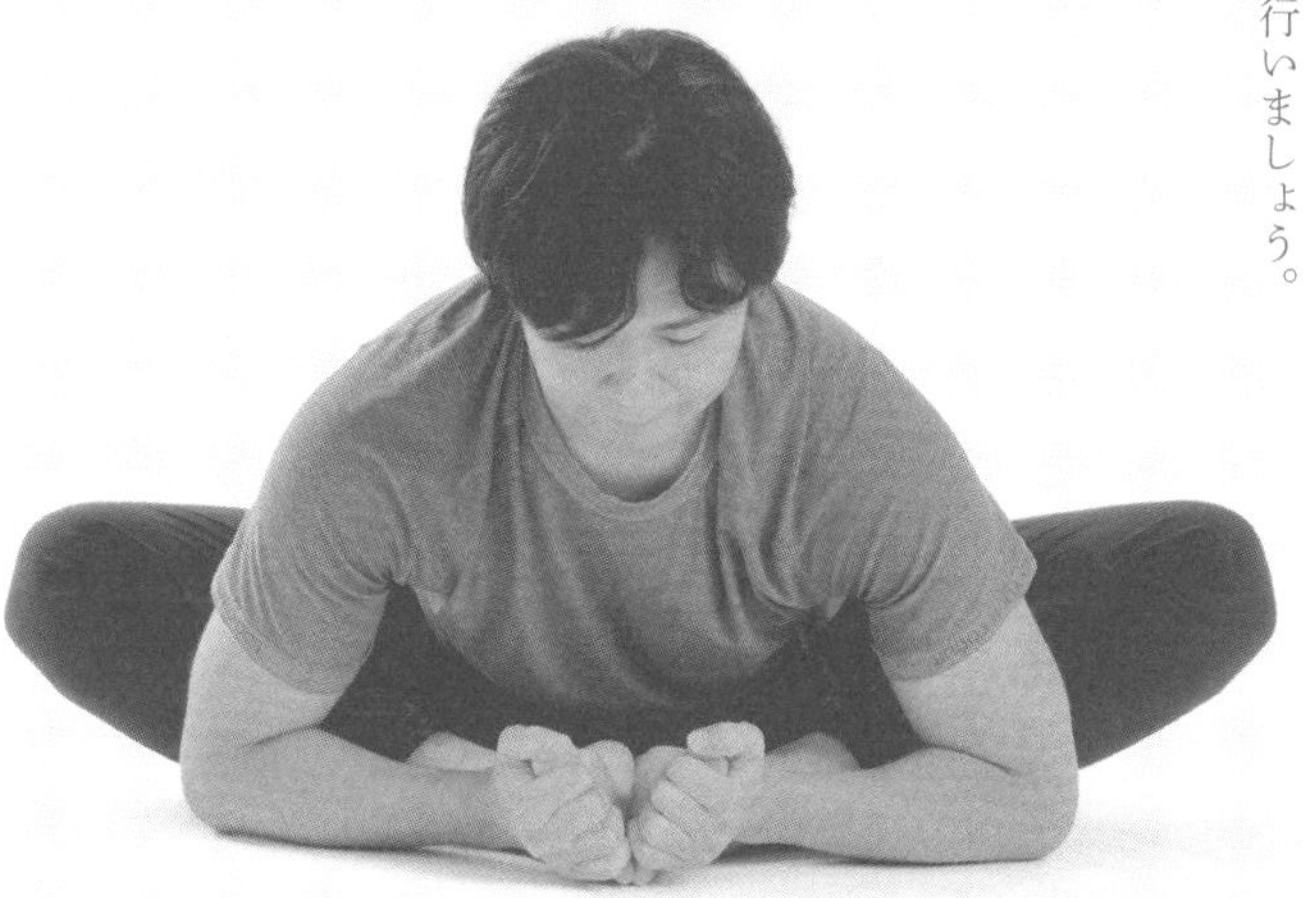

1 座って膝を立て、足裏を合わせます。

2 かかとを足の付け根に引き寄せ、
息を吸いながら、少し胸を押し出します。
背骨はまっすぐに。

3 息を吐きながら、体を前に倒します。

＊合蹠＝足裏を合わせること

STEP 2 11

エゴにそっと「おやすみ」を

「エゴ」って言葉がありますよね。「自己チュー」とか「独りよがり」っていう意味で、あまり歓迎されないみたいです。

このエゴ、戦うことが大好物です。

敵がいたほうが何かと都合がよいので、エゴはすぐに「敵」と「味方」を分けたがります。

戦っている間、エゴは生き生きしています。

でも、戦いをやめると……？

そう、エゴは元気を失ってしまうのです。

あなたの中のエゴは、悪い奴ではありません。

たいていは「どうしたらこれ以上、あなたが傷つかなくてすむか？」と考えてくれた結果、暴走気味になっていただけです。

だから、エゴを悪い奴としないで、安心させてあげればいいのです。

「もう十分だよ、ありがとね」って、休ませてあげましょう。

やり方は簡単。

あなたはちょっとだけ、座って静かにしているだけ。

しばらくしたら、エゴはスヤスヤと眠りについているでしょう。

リセットしたい時

金《こん》剛《ごう》座《ざ》 正座の原型バージョン

- 心身安定
- 気持ちがビシッとする

1 膝立ちして左右のかかとを中心に寄せ、ゆっくりとお尻を下ろします。

2 腰の自然なアーチを保ったまま、心静かに時を過ごしましょう。

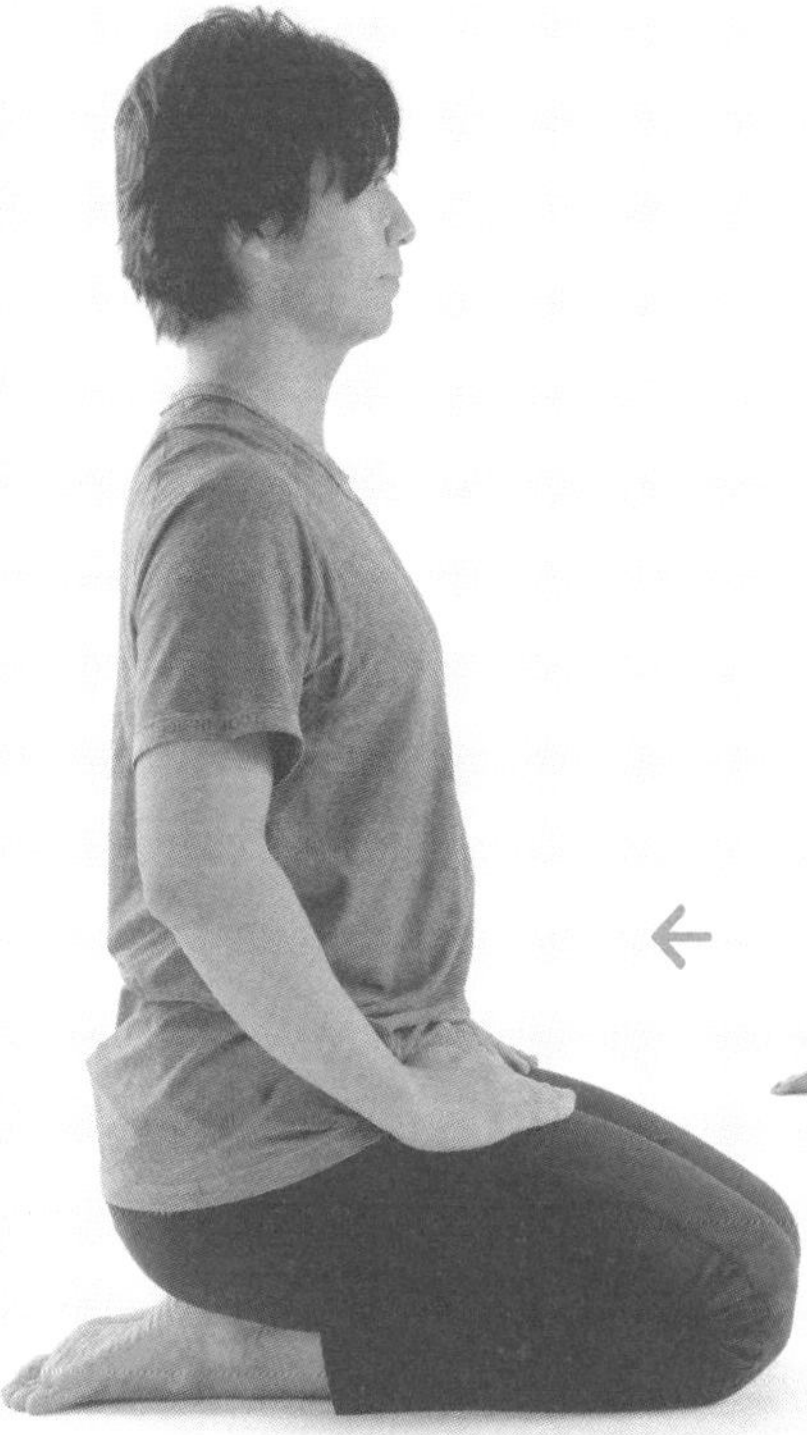

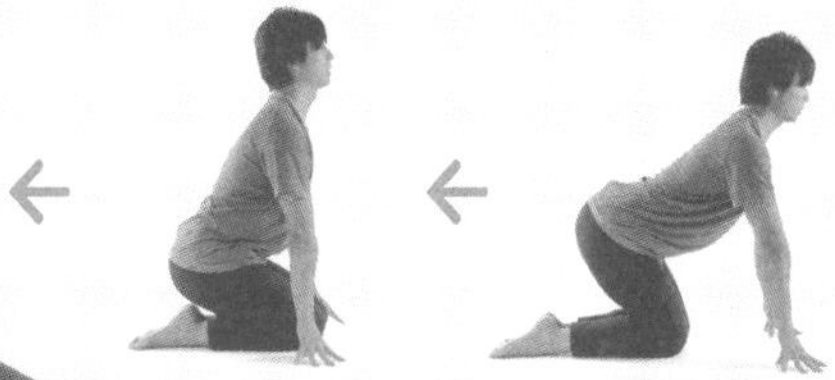

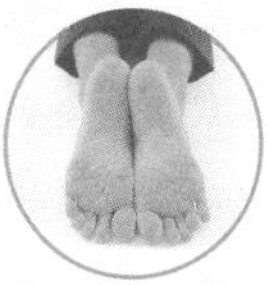

足を揃えて、揃えた足の上に座るイメージ。

POINT

正座の原型となったポーズです。気持ちを切り替えたり、シャキッとしたい時におすすめ。

STEP 2 12

思い通りにしたい願望を手放す方法

好きな人に振り向いてもらえない。なかなか仕事で評価されない。もう、若くない——などなど。人って、すぐに自分自身に「ない」「ない」と言ってしまいますよね。

でもこれって、なんとか「思い通りにしたい」という願望の裏返し……。どんなに努力しても叶わないことはたくさんあるし、そっちのほうが断然多いのは、身に染みて知っているはずなのに。

あがいて、もがいて、余計に自分を苦しめている毎日なら、こうしてみませんか。

思い通りになっても、ならなくても、「ま、いっか……」ってね。

「思い通りにしたい病《やまい》」にかかっている時は、必ず体が力んで、緊張している状態なんです。

その苦しみから逃れるには、いったん、「思い通りにならなきゃイヤ!!」って気持ちを手放してみると、すごく楽になりますよ。

「いろいろ考えたってなるようにしかならない。なるようになれ！」って、まずは肩の力を抜いてみる。

「思い通り」は意外と、あなたの気持ちがすっとほぐれた時にやってきます。お試しあれ。

イライラした時

机のポーズ

気分が落ち着き前向きに
血行促進&姿勢改善

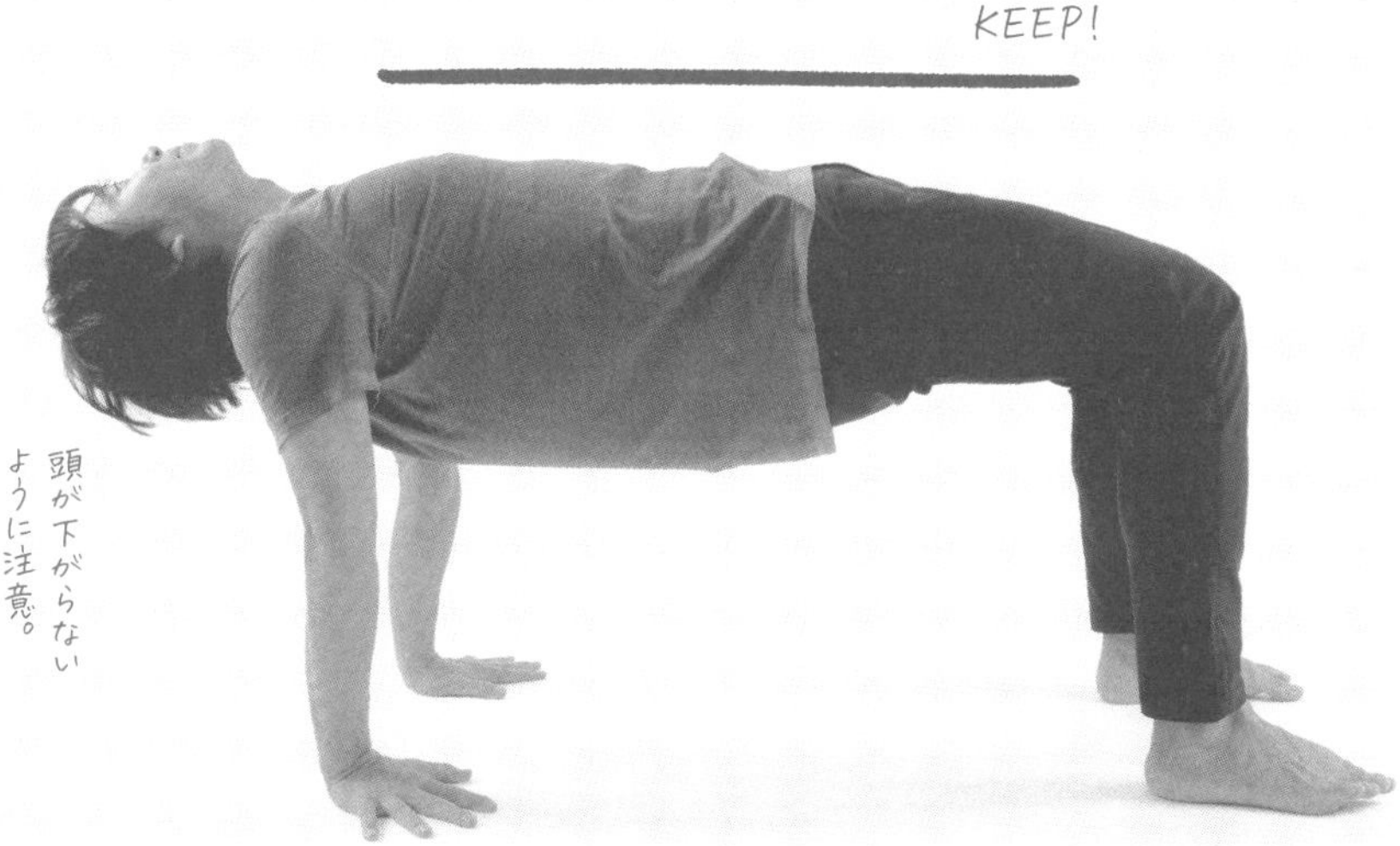

1 座って膝を立て、
体の後ろに手をつきます。
指先はお尻に向けて。

2 息を吸いながら
骨盤をすくい上げるように
持ち上げ、
吐きながらキープ。
そのまま呼吸を繰り返します。

POINT

頭がダラリと下がってしまい、首の裏がギュッとつまらないように注意しましょう。まだ立ち上がる気になれない時、繰り返し行うことで血行が促され、やる気が復活します。

STEP 2 13

自分と仲直りすると幸せになる

私たちが抱え込む、さまざまな欲望。でも、めくってみれば、そこにあるのはただ「幸せでありたい」ということだけです。

「今よりキレイになって……」「今より大きなことを成し遂げて……」「幸せになるんだ！」ってね。

しかし、昔からよく言われているように、たとえ、その望みが叶ったとしても、心は「もっと！もっと！」と叫び出し、限りはないのです。

違う自分になる努力をちょっとお休みして、今の自分と仲直りするだけで、幸せは感じられるとも言いますよ。

今までさんざん、ケチをつけてきたかもしれません。

その顔に、体に、性格に。果ては、自分だけに収まらず、大切な人たちにも。

繰り返してきた批判、評価を終わらせましょう。

まずは、自分と仲直りしてみてください。

すると、まわりとも次第に和解できるようになっていきます。

生き方をシフトしていきませんか。

山のポーズ

自分を許せるようになる
姿勢改善＆
心身のバランス復活

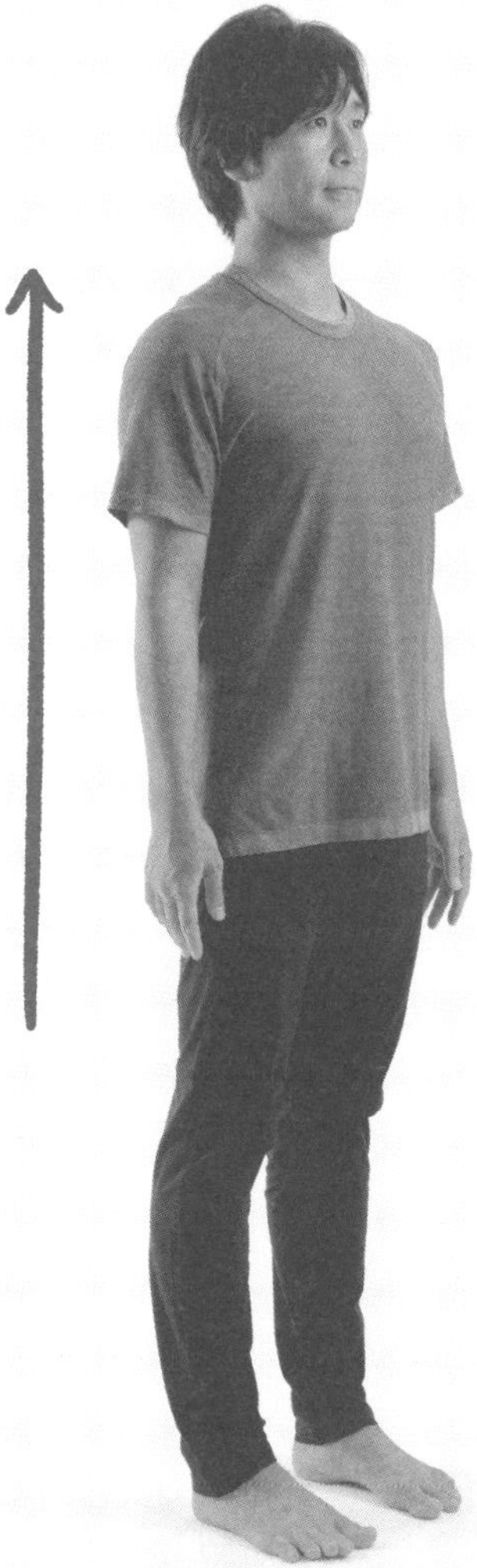

1 足をグーひとつ分くらい開いて平行にし、まっすぐ立ちます。

2 手は両サイド、慣れてきたら後ろで組み、胸を開いてキープしても◎。深い呼吸を繰り返し、自分の足でただ立ってみましょう。

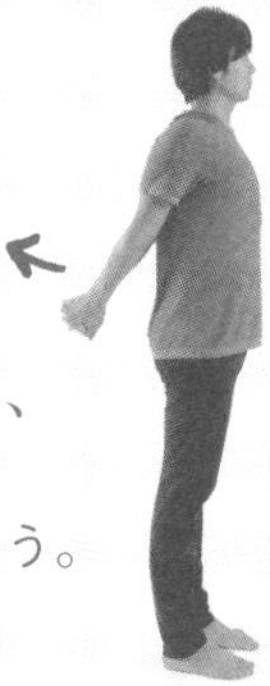

POINT

ヨガの基本は、このポーズに凝縮されています。同じ山は世界にふたつとないように、世界の中心でまっすぐ立っているあなたもまた、唯一無二の尊い山。何ができてもできなくても、威風堂々と。吐く息とともに、張りついていたレッテルや決めつけがハラリと落ちていきます。

14 「私のすべて」をまるっと認める

凹んでいる時やウツっぽい時に、励まされたり、アドバイスをされたりすると、逆につらいってことないですか？　「大きなお世話なんだよ！　ほっといてくれ！」的な……。

それは裏を返すと「あなたのままじゃダメだから、こうなりなさい」という押し付けに聞こえちゃうものだから。素直になれないのも無理はないです。

でも、そんな時に、何も言わず、何もせず、ただそばにいてくれる人がいるだけで救われることがあるかと思います。問題は、そんな人は都合よく見つからないってことですかね……。

うんうん、みんな忙しいから、仕方ない。ならば、自分でその役割を担《にな》っちゃえばいいんですよ。

未熟で愚《おろ》かでくだらない「私」と、賛成も反対もせず、ただ一緒にいる。

ありのままの自分にトコトン寄り添う。「ここがダメ、こーなれ、あーなれ」ではなくて、すべてをまるっと認めてあげる。すると、だんだんと自己肯定につながります。不思議でしょう？

でもね、それが自分にとっての〝きっかけ〟になる場合がよくあります。

人の力は不思議なんです。

心が折れそうな時

両手を上げたポーズ

幸福感が戻ってくる
肩こり解消

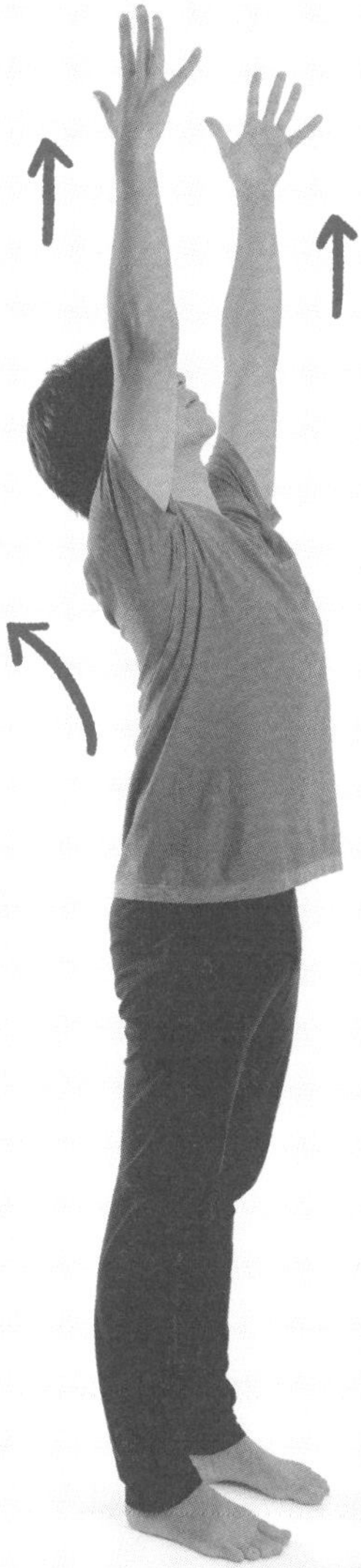

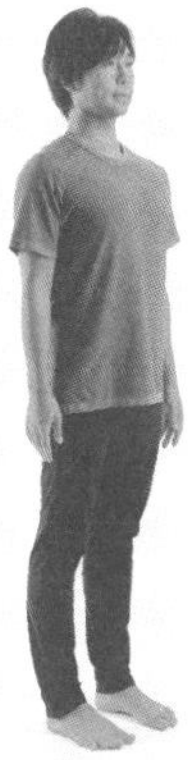

山のポーズ

1 足を軽く開いて
まっすぐ立ちます。

右上小図「山のポーズ」参照 ➔p75

2 両手を上に伸ばします。
肩の力を抜き、首は長く。
お腹を引き締めつつ、
背骨の上部を
しならせる感覚で。

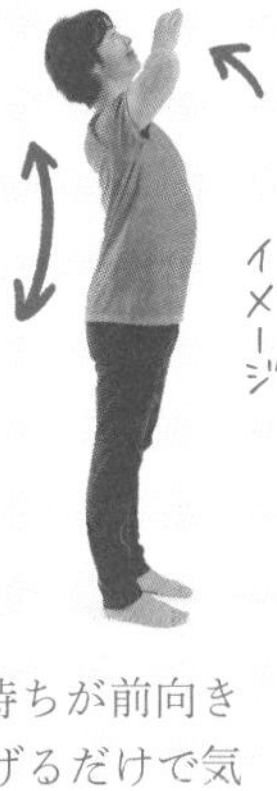

牛乳を飲む時のイメージ

POINT

「手を上げる」という行為は気持ちが前向きでないとできません。両手を上げるだけで気分も上がっていきます。

STEP 2 **15**

我慢しないで「ちゃんと」泣けたら リセット完了

いつもいつも、前向きな笑顔なんか、作れません。

生きづらさに襲われた時には……、泣きましょう。

つらいのは、動かせぬ事実。我慢しなくていいんですよ。

でも、よければちょっとだけ続きを聞いてください。

あなたが涙とともに「悔しい！」「許せない！」「なんで私ばっかり……」と外に押し流したマイナスの感情。それ自体は決して醜いものでも、悪いものでもありません。

だって、そんな気持ちに縋《すが》らないと、その時は生きていけなかったのだから。

その時、あなたにとって必要だったから、あっただけ。

でも、もう「ちゃんと」泣けたんですから、リセットですね。

泣き疲れたら、そっと涙を拭いて、吐き出した負の感情にも「お疲れ様」。

そして、笑顔で卒業していけるといいですね。

とことん落ち込んだ時

側屈のポーズ

心身ともに強くなる
姿勢改善&呼吸機能アップ

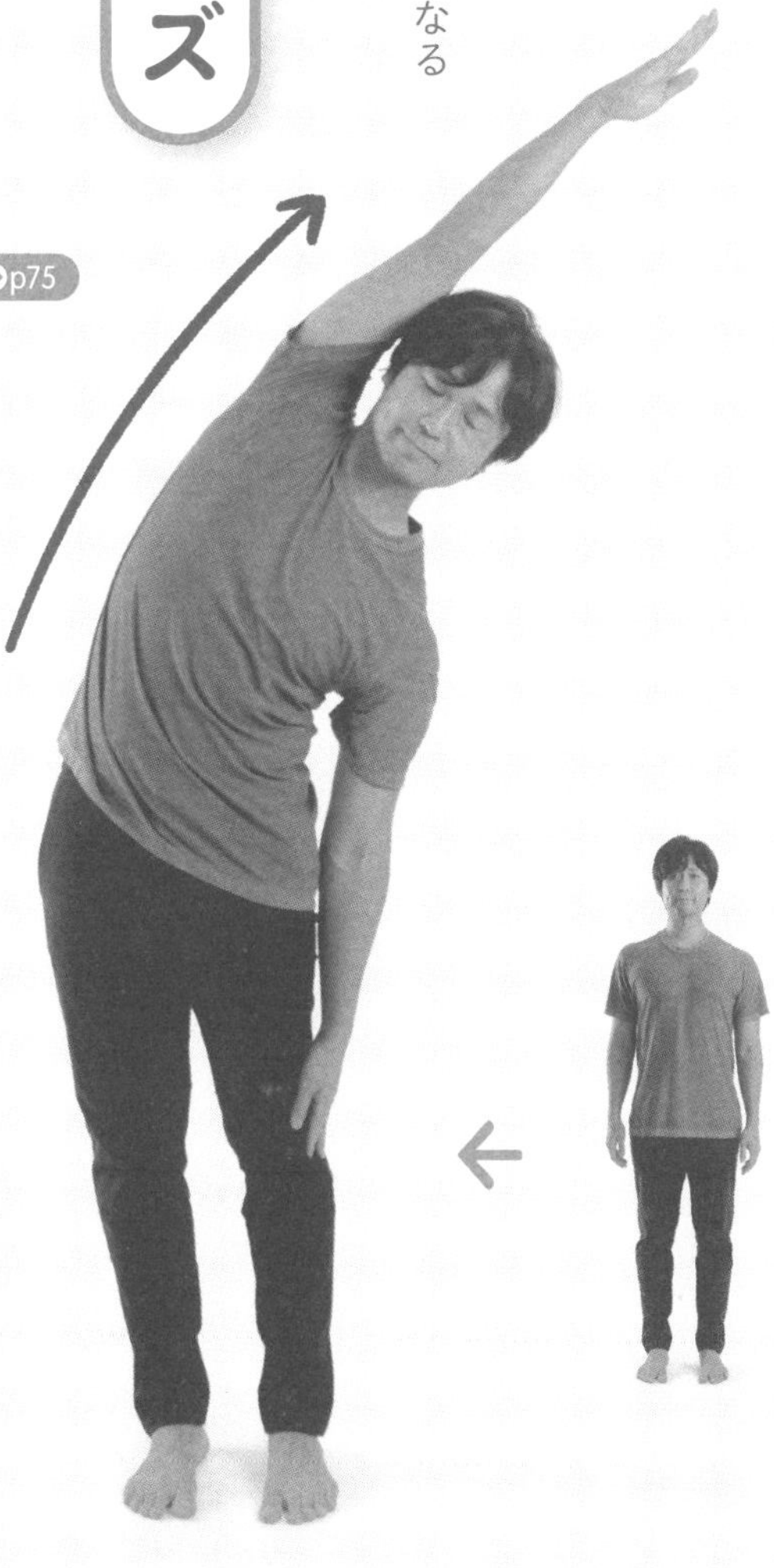

1 足を軽く開いてまっすぐ立ちます。

右小図「山のポーズ」参照 ➔p75

2 指先を揃えて片手を上げ、耳の横または後ろにつけて伸ばします。

3 息を吐きながら、上体を真横に倒していきます。反対側も同様に。

POINT

無理して体を曲げずに、「痛キモチいい」角度で止めましょう。しなやかに背骨を動かすことで気の巡りがよくなります。柳の枝のようなしなりは折れにくさにも通じており、実は強いのです。

山のポーズ

STEP 3

新しい一歩を踏み出す

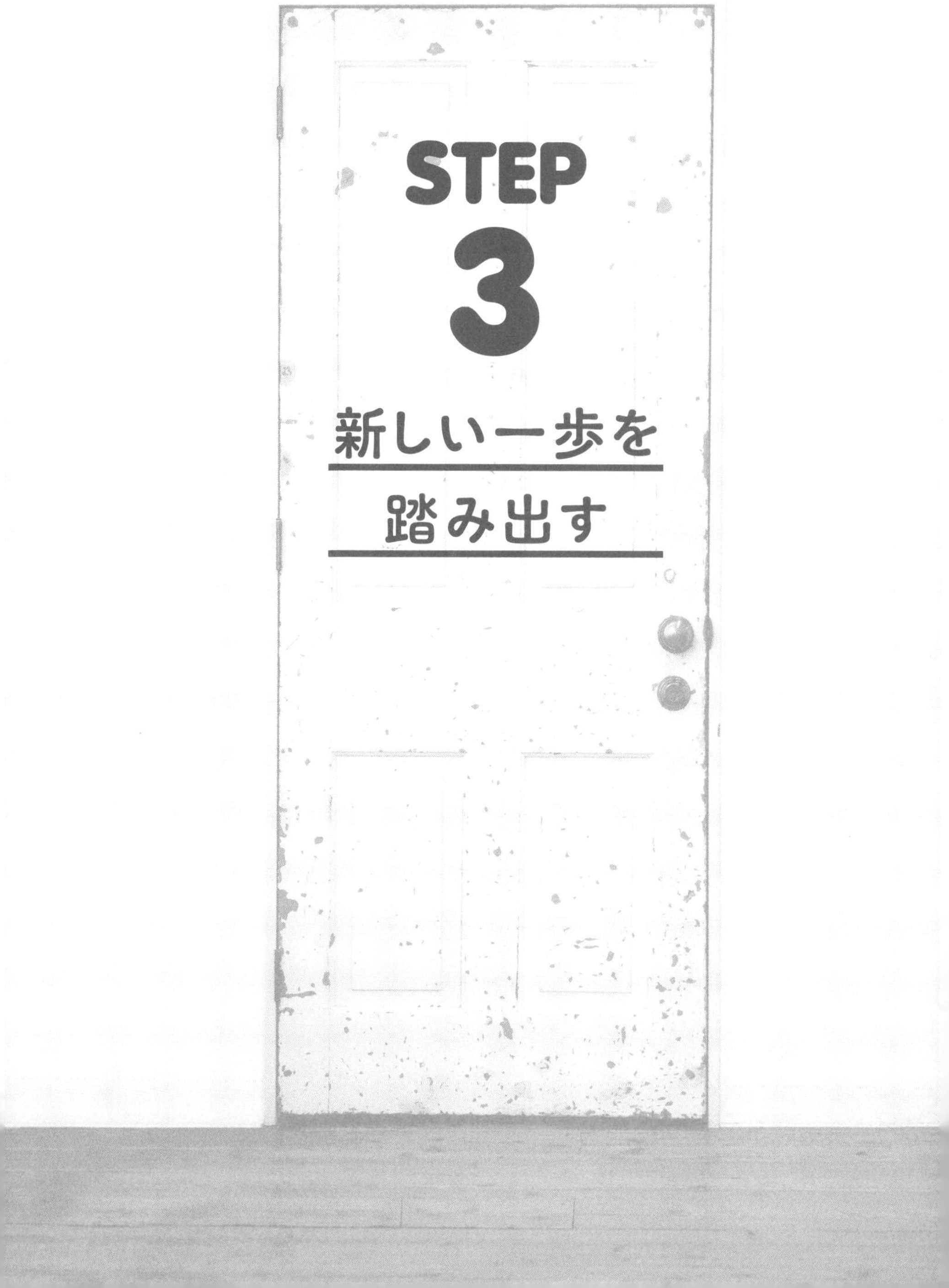

STEP 3 1

鳥は「巣作り講座」に通わない

鳥は「巣の作り方講座」なんかには通いません。

それでも、ちゃんと巣を作ります。
本能に刻まれているのでしょう。

私たち人間も、大事なことは本能に組み込まれているはずです。
本当は何が好きか?
どうすれば満たされるのか?
ただ、頭でっかちになっていて、わからなくなっているだけ。

誰かに答えを教えてもらわなくても、導いてもらわなくても、知っているはずです。
頭で考えずに、時には直感に頼るのもアリ。
心の声を聴きましょう。
あなたを幸せにできるのも、また、あなたしかいないのです。

リセットしたい時

前屈のポーズ

感謝と謙虚さが芽生える
内臓機能アップ

1 足を軽く開いて
まっすぐ立ちます。

右小図「山のポーズ」参照 ➔p75

2 太ももの付け根から
体を折り曲げます。
足首やふくらはぎを
持ってもOK。
きつかったら
膝を軽く曲げても。

3 呼吸を
繰り返しながら
キープ。

POINT

ヨガは柔軟競争ではありません。深く曲げることにこだわらず、「どこが痛いのか？」「どこが気持ちいいのか？」体の声を聴きながらじっくりトライしてみましょう。私たちを取り巻くさまざまな恵みや豊かさに頭を下げるつもりで行うのもおすすめ。

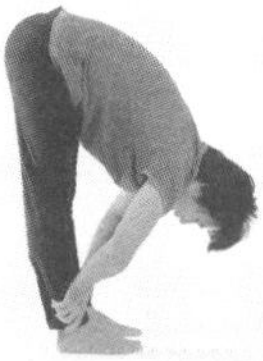

足首やふくらはぎを持つのも。

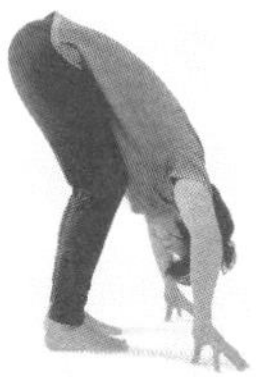

膝曲げ

OK

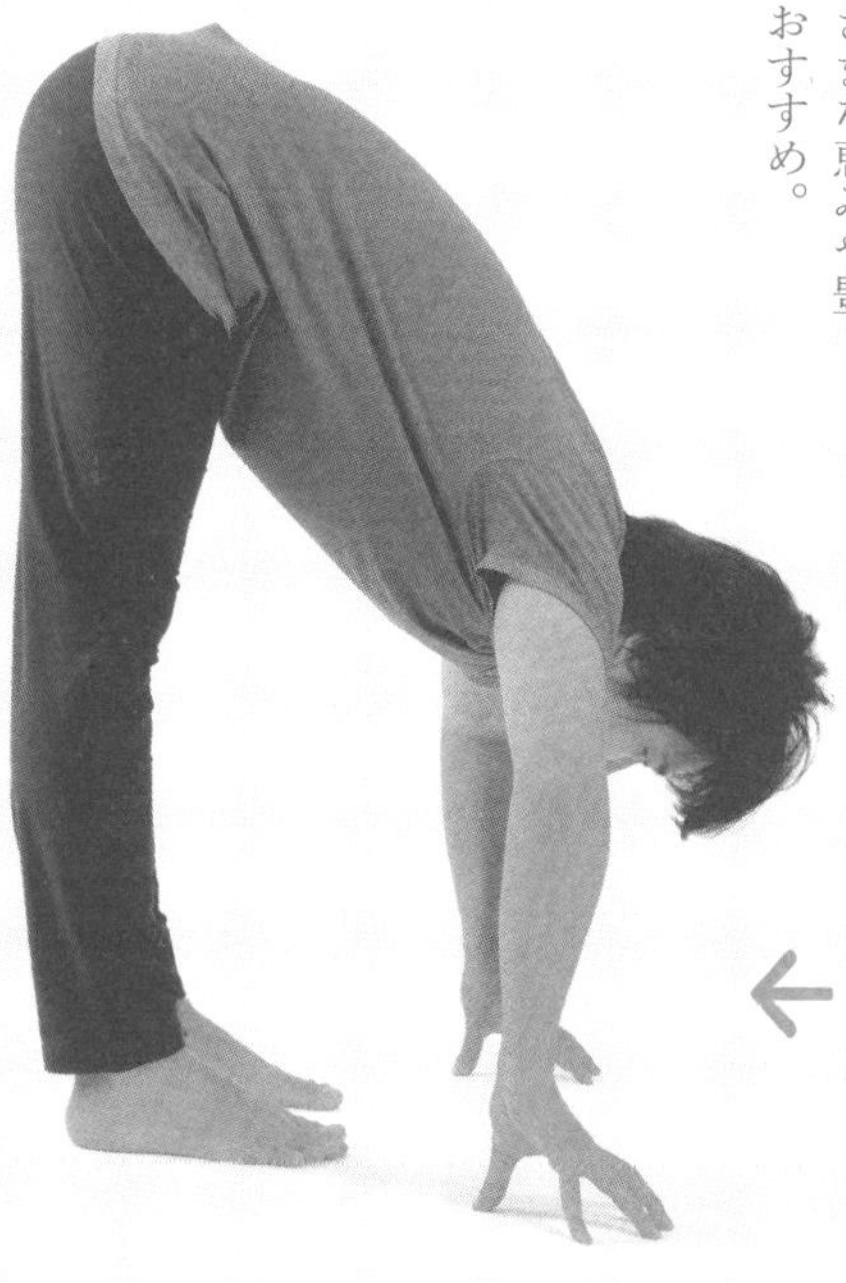

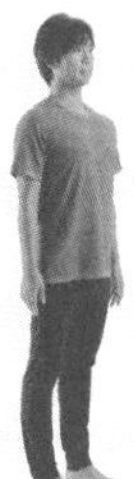

山のポーズ

「積む」も「崩す」も両方楽しむ

幼な子が積み木で遊んでいます。

ある程度、積み上げると、ガシャーンと壊します。

迷いもなく、ためらいもなく、それがまったく自然であるかのように。

そしてまた、一心不乱に積み上げる――。

この子にとっては、積むのも崩すのも、同じように楽しめる「ただの経験」です。

子供だったころの私たちは、「ただの経験」に心を躍らせていました。

でも、いつのころからか、大人になると、高く積むのが成功で、崩してしまうのは失敗と捉えがちになります。

私たちの人生にも、同じことが言えるかもしれません。

起きた出来事を成功か失敗かに分けてしまうのではなく、それぞれを経験として味わい、消化していけたら、とても豊かな「生」になりますよ。

高く積み上げることも、時には「エイヤ！」って崩すことも、両方楽しめるといいですね。

リセットしたい時

半分前屈のポーズ

感謝と謙虚さが芽生える
内臓機能アップ

POINT

吸い込む息で胸が広がり、体が自然に引き上がる感覚を大切にしましょう。

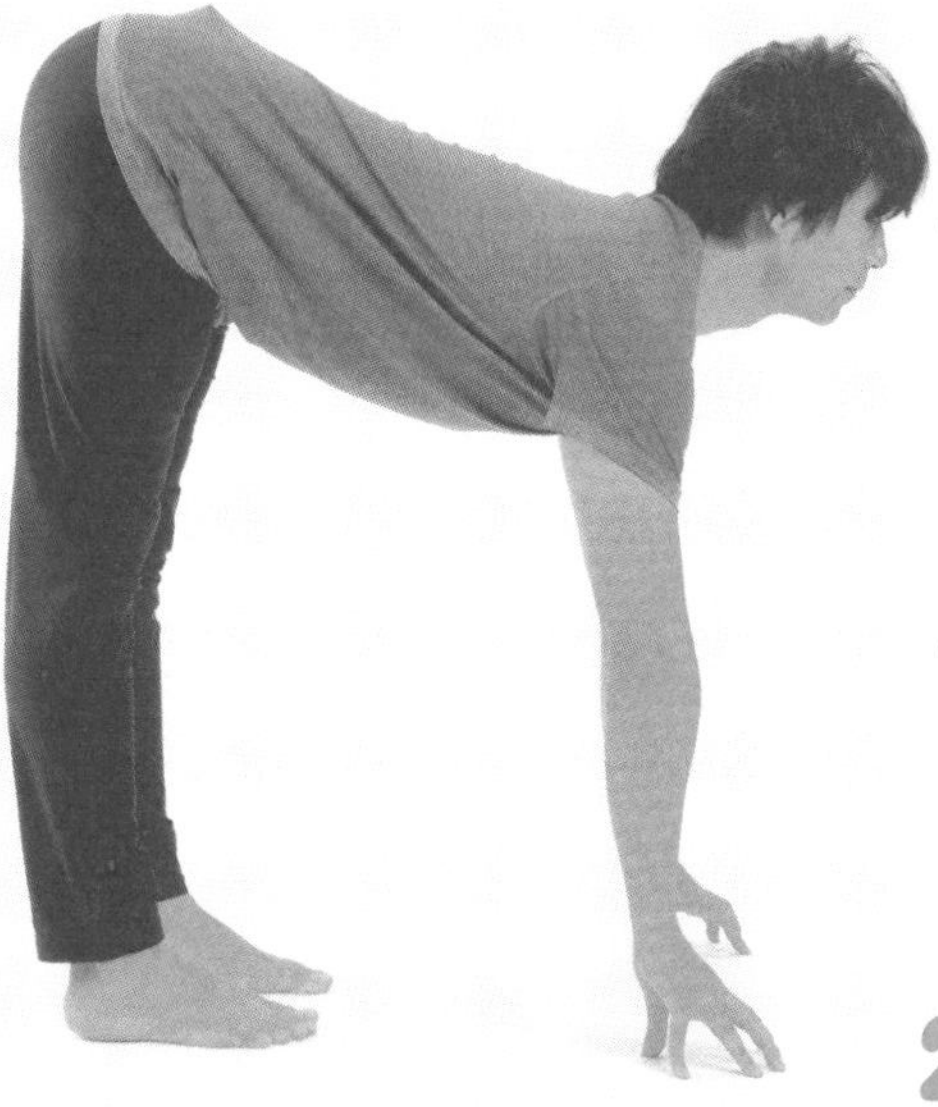

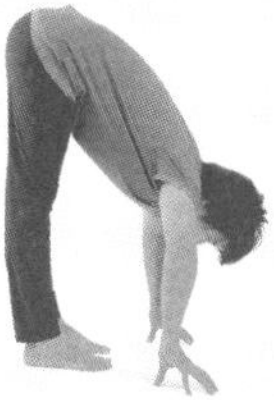

前屈のポーズ

1 両足を開いて
まっすぐ立ち、
体を半分に折り曲げます。

右小図「前屈のポーズ」参照 ➔p83

2 息を吸いながら
少しずつ上半身を
起こすようなイメージで
引き上げます。

3 おでこで
前を見るような角度で
止まります。
膝を曲げながらでもOK。

つらかったら
膝を曲げても。
OK

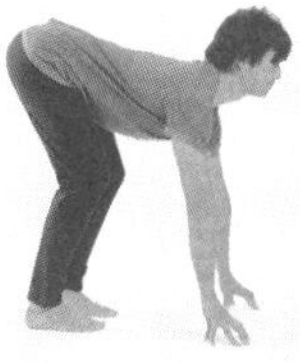

3

あなたの口《くち》癖《ぐせ》は何ですか？

毎日は、多くの情報であふれかえっています。これが正しい、これが間違いと。

昨日まで偉い人Aのお説をみんなで信じていたのに、風向きが変わった今日は、急に偉い人Bを支持する空気が広がるのもままあることで、その雰囲気に敏感な私たちは「だよね？　私もそうだと思ってた！」と簡単に人の意見に乗っかる節操《せっそう》なし。

でも、そろそろ、誰かの意見を鵜呑《うの》みにすることや、何かに縋《すが》ることは、やめにしませんか？「私はどう感じる？」、それだけを軸にしてみませんか？

「自分はどうしたいか？」を知るために、試してほしいことがあります。

まずは一番身近な人に「私の口癖って何？」と聞いてみてください。

意外な答えに内心ムッとしても、ちょっとだけ降参《こうさん》して受け入れてみるのがコツです。そのこと自体に「良い」「悪い」はないのですから、否定も分類もせずに、しっかり認識してみます。

無意識に発する言葉が何なのかを知ることが、やがて「自分はどうしたいのか？」につながっていきます。

不安が大きい時

ローランジ

- 新たに出発する準備が整う
- 足の疲労回復&むくみ改善

POINT

後ろに引いた太ももが沈まないように、可能な限り引き上げましょう。足にたまった疲労や老廃物の排出を促し、歩き出す準備が整います。

半分前屈のポーズ

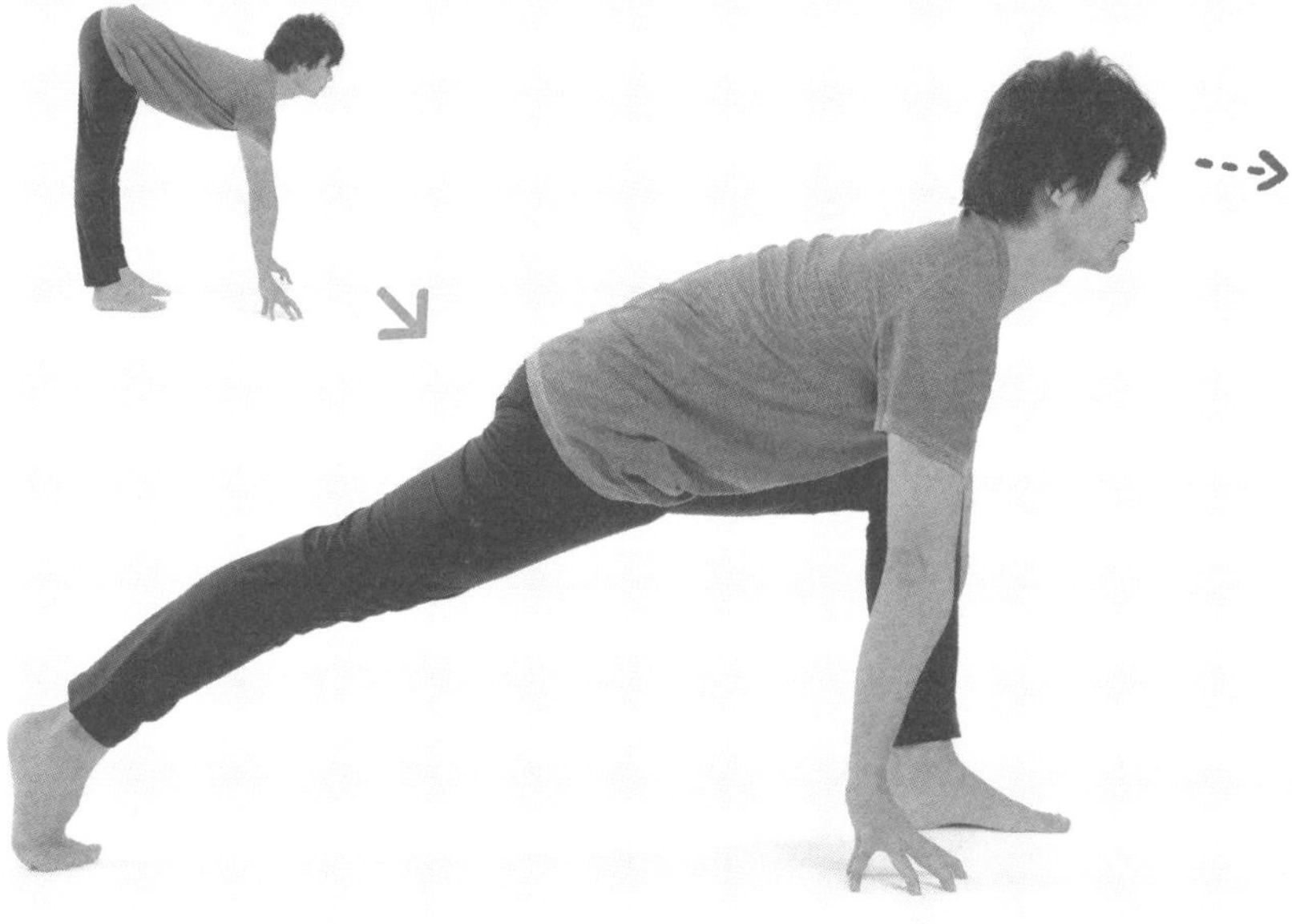

1 両足を開いてまっすぐ立ち、
体を半分に折り曲げます。
吸う息とともに上半身を引き上げ、
おでこで前を見るような角度で
ストップ。

上小図「半分前屈のポーズ」参照 ➔p85

2 片足を大きく後ろに引き、
「よーいドン」に
似た姿勢を取ります。
指先は床から立てて
体を支えます。
反対側も同様に。

「このままでは腐る！」と思った時がチャンス

なんでこんな人と付き合っているんだろう？
どうしてこんな会社に入っちゃった？
――今の状況に疑問や不安が湧くことってありますよね。その答えは「今のあなたにちょうどいいから」。

言い換えれば、「あなたを取り巻く環境は天からの贈り物。器《うつわ》に見合ったものが与えられている」。つまり、あなたが感じる状況は、良くも悪くも、今の自分にちょうどいいものだということです。

誰かのご機嫌《きげん》取りにうんざりしていた時間、愛想笑いで何とかやりすごしてきた日々……。でも、絶望する必要はありません。もしもすべてを「誰かのせい」にするのにも疲れてきたなら、逆にチャンスだから。やっと、明日からの時間を心から好きなことに使える準備が整ったってことです。

「このままでは腐る！」と思ったら、あなたから変わればいい。あなたは、好きな服を着ればいい。好きな歌を歌えばいい。好きな場所にいればいい。自然体で振る舞えるようになると、真っ先に視点が変わります。視点が変わればエネルギーが変わり、やがて自然とまわりに広がっていきます。

本当は何が好きなのか？　どんなことに、この命を使いたいのか？

答えを出せるのは、あなたしかいないのです。

ウンザリした時

三日月のポーズ

進むべき道の発見
気力&体力復活

POINT

骨盤を立たせることを意識しながら両手を伸ばしてみましょう。胸をグッと開くと、気持ちもオープンになります。

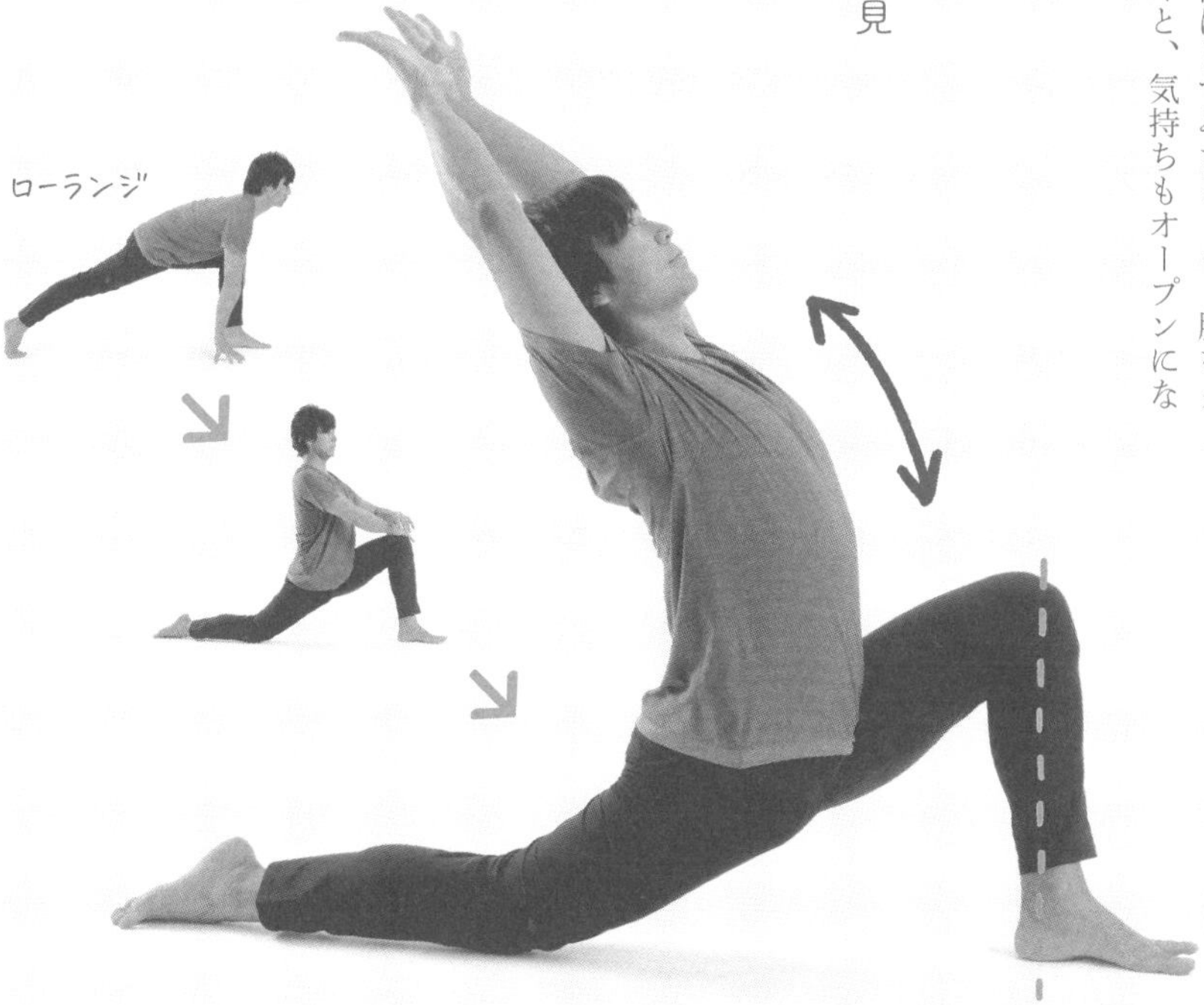

1 片足を後ろに大きく引いてしゃがみ、「よーいドン」に似た姿勢から、ゆっくり後ろの足の膝をつきます。

左上小図「ローランジ」参照 ➔p87

2 親指同士を組んで天に向かって突き出し、胸を開きます。肩の力は抜き、腰が丸まらないように注意。反対側も同様に。

STEP 3 5

本当に欲しいものは何ですか？

欲しいモノをイメージしてみてください。

大きな家、素敵なパートナー、新しい家族、お金、車、ブランド物のバッグ、靴、洋服、学歴、地位、名誉――、何でも構いません。

今度は、それを手に入れたと想像します。

どんな気持ちですか？

嬉しい？　楽しい？　安心している？

実は、この気持ちこそが、あなたが欲しているモノの正体です。

モノ自体ではなく、それによってもたらされるであろう「気持ち」を求めているのです。

もちろん、「モノより気持ちのほうが大事だ」など言うつもりはまったくありません。欲は生きる上で、とても大切なものですから。

ただ、欲の先にある本当に欲しいモノを見抜き、理解すると、「持っていない」今の自分を受け入れやすくなります。モノそのものは手にしていなくても、「ワクワクする」「ホッとする」気持ちは、もうすでにあなたの中にあるものだから。

あなたが本当に欲しいものは、何ですか？

不安が大きい時

謙虚な戦士のポーズ

心身の安定
足の疲労回復

POINT

硬くなった股関節がほぐれ、足取りも軽やかになります。p87「ローランジ」からp89「三日月のポーズ」、そしてこの「謙虚な戦士のポーズ」と連続でやるのがおすすめ。慣れると流れるような気持ちのいい動きをとれるようになります。

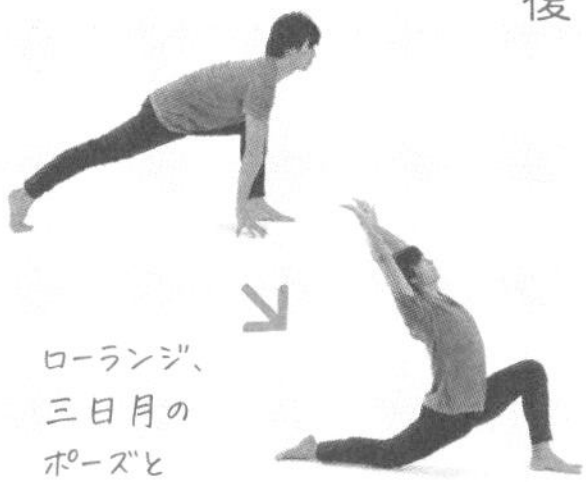

ローランジ、三日月のポーズと連続でやるのがおすすめ!

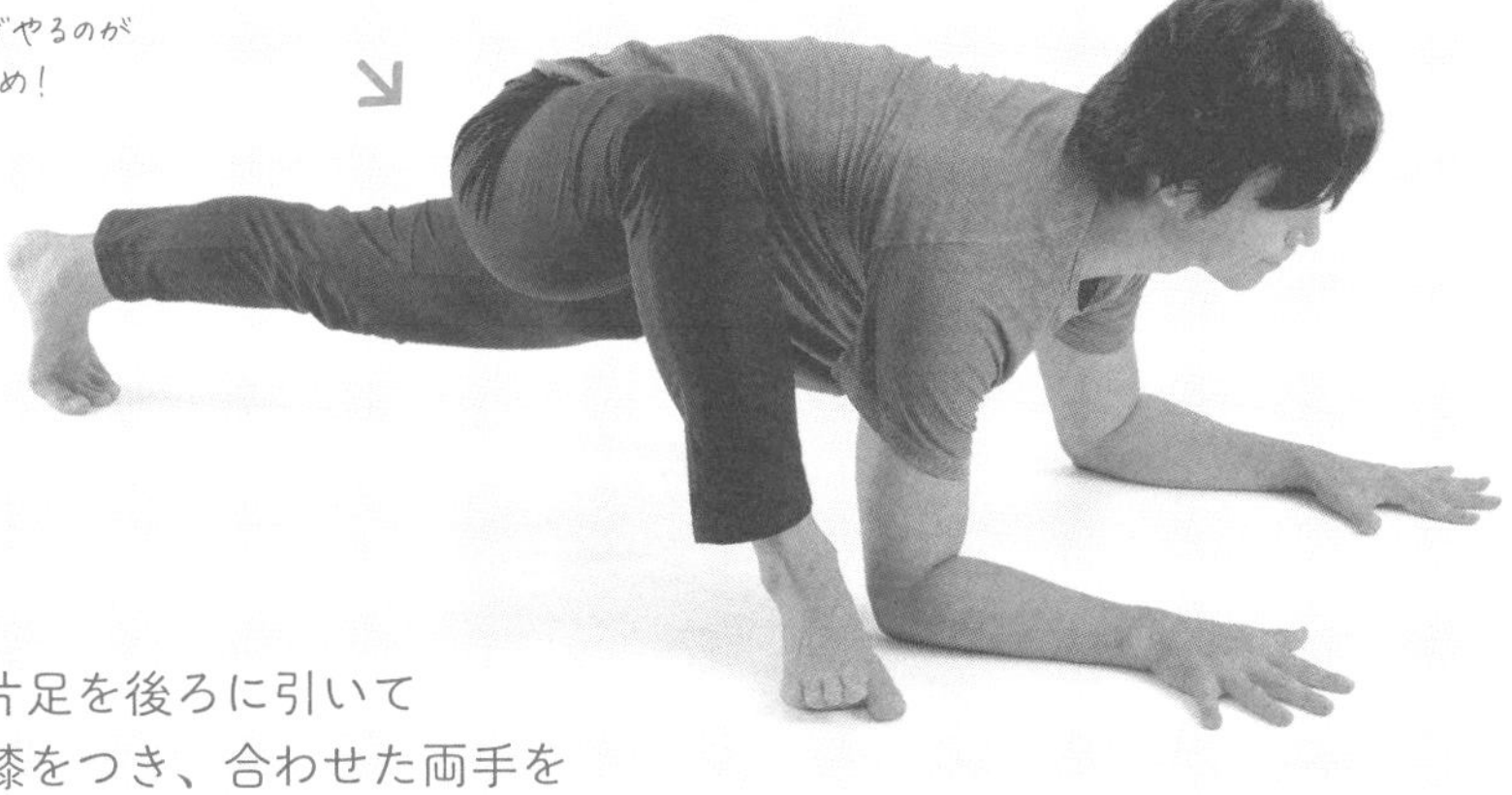

1 片足を後ろに引いて膝をつき、合わせた両手を突き上げます。

左中小図「三日月のポーズ」参照 ➔p89

2 息を吐きながら、手を下ろして肘を床につけ、踏み込んでいる前の足を外側へずらします。

3 ずらした足の隣りに上半身をはめこむように沈めてそのままキープ。前の足の爪先と膝頭は同じ向き。反対側も同様に。

自分のために、大切に丁《てい》寧《ねい》に

一説によると、この世は「鏡」とも言われているそうです。自分をどのように扱っているかが、日常にそのまま映し出されているんだとか。

もしもまわりから雑に扱われている気がしたら、それは、他ならぬ自分自身を大切に扱っていないから。信頼してもらえないのは、実は自分を信頼していないという具合です。

この状態を見直してみるだけで、小さな一歩が踏み出せます。

たとえば、自分のために花一輪を買ってみる。ちょっといい入浴剤を奮発して、湯船につかってみる。お気に入りのティーカップで丁寧に淹《い》れたお茶を飲んでみる。今の気分に合う音楽を聴く。ね？「自分のために」プチ贅沢《ぜいたく》な時間を過ごすことを忘れていたでしょう？

なんだかうまくいかないなぁ……って日々ならば、自分に対する態度を見直してみましょう。

あなたの体は壊れやすい。でも、この体とは一生、お付き合いです。大切に、丁寧にね。

時々は「自分、お疲れ！」って、体と心にわかるようにいたわってあげてくださいね。

板のポーズ

体力&気力アップ
手首や腕、体幹の強化

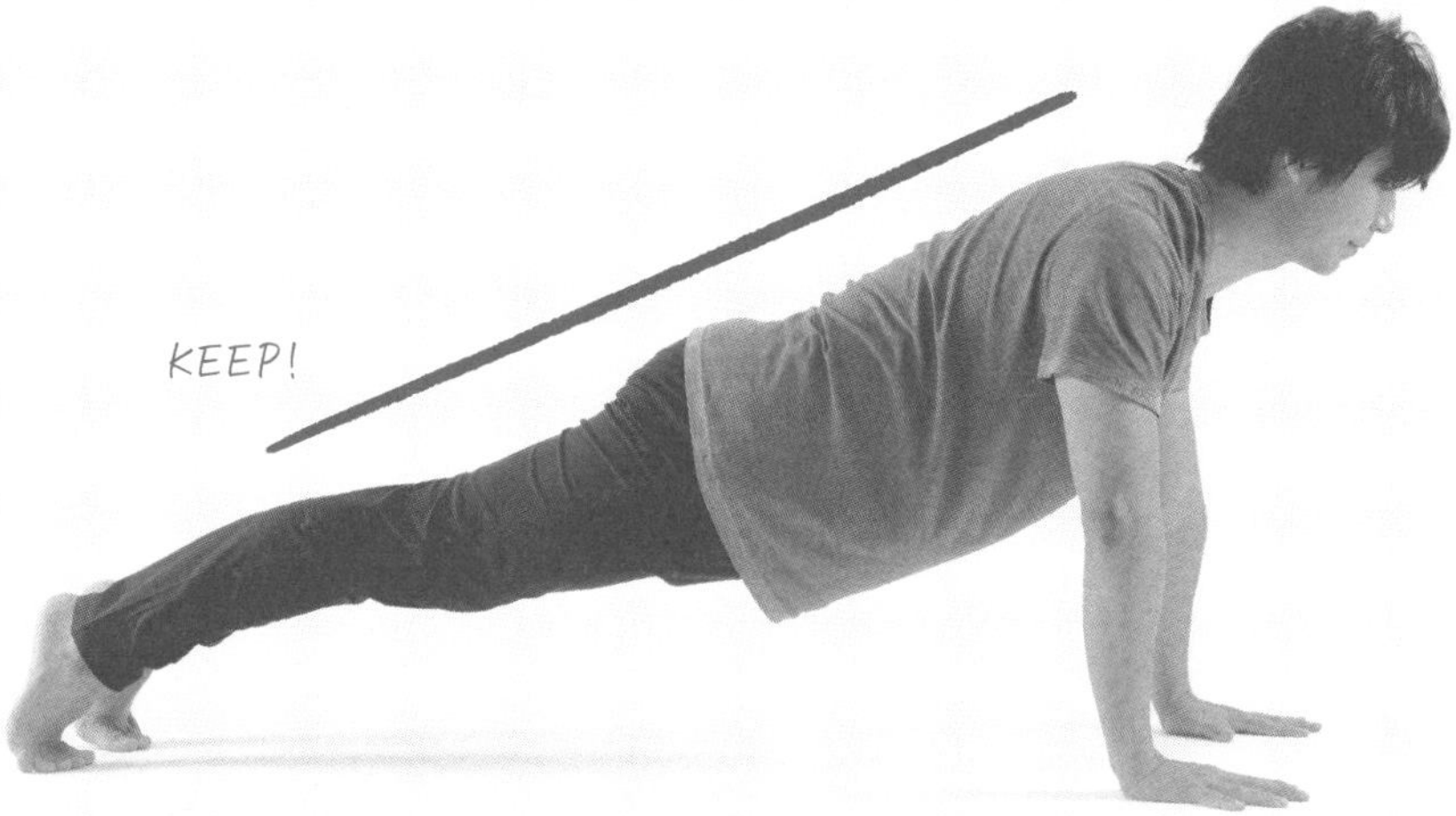

1 腕立て伏せの姿勢になります。
お尻が上がりすぎたり、
下がりすぎたりしないように注意。

2 かかとから頭のてっぺんまで、
板のように一直線に
つながることを意識してキープ。
手のひらを大きく開き、
床を軽く摑むような意識で。

POINT

気力がないと難しいポーズ。逆に言えば、このポーズができるようになったら、心身ともにもう大丈夫。徐々にキープ時間を延ばしていきましょう。

STEP 3 7

幸せは湧いてくるもの

幸せになりたいなら、「幸せ」について悩むのをやめることです。

ヨガの捉え方では、幸せは「湧いてくるもの」なんです。

そういえば、遊んでいる時の子供って、何でも楽しくて、いつも笑顔。「幸せになろう！」と力んだり、「幸せって何だろう」と考えることもなく、すでに幸せそのものですよね。思うに、幸せって人の自然な状態なんでしょうね。

大人も昔は子供だったのに、親や先生、偉い人たちから「幸せとはこういうもの」「こうじゃないとあなたはダメ」と洗脳されてきたせいか、幸せって「目指すもの」のように錯覚《さっかく》しがちですよね。

でも、幸せって、小さなことからでも感じられると思いませんか。もし今まで見逃していたなら、今日から感じればいいだけの話。

たとえば、夜寝る前に「幸せだと思った小さな小さな出来事」をメモしてみる。

「お客さんにありがとうと言われた」「夜更けのスイーツ」「海外ドラマ見放題の休日」——。

幸せの物差しは人それぞれで、幸せを決めるのは、あなた。

〝ないものねだり〟よりも〝幸せ探し〟のプロになれたら、心には幸せの泉が湧き続けます。

ウンザリした時

下向きの犬のポーズ

明るい気分が戻ってくる
血行促進&老廃物の排出

板のポーズ

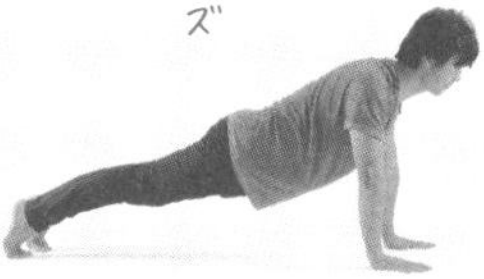

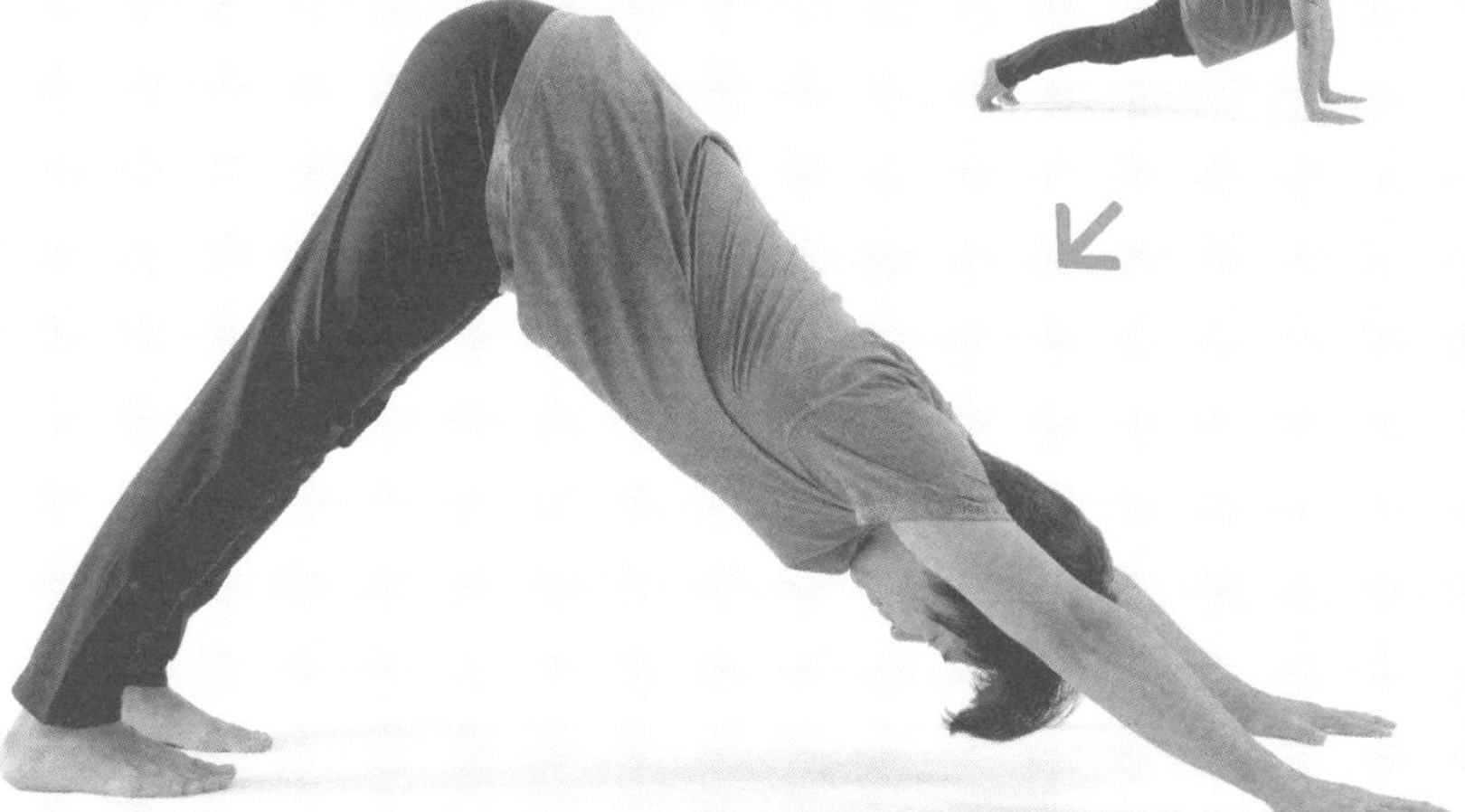

1 腕立て伏せの姿勢から、
息を吸いながら
腰を高く
引き上げます。

右小図
「板のポーズ」
参照
➔p93

2 息を吐きながら、
かかとを重く沈めます。
脚立《きゃたつ》の形を
イメージしてみましょう。

POINT

両手から腰にかけてしなやかにつながっているのを意識するのが大事。普段、意識することのない両手足の指先まで気が巡り、疲れがとれます。慣れてくると休息のポーズにも。

STEP 3 8

好きなことを頑張る

私たちは「頑張れ！」って言われて育つから「頑張る自分」が当たり前で、反対に「頑張れない自分」は「ダメな人」って思いがち。

実は「頑張り」にはふたつの種類があるんです。ひとつは本人が「好きでやっている」頑張り。もうひとつは「イヤイヤやっている」頑張りです。

人は、好きでやっていることに対しては手応《てごた》えや充実感を持つので、「やる気エンジン」も快調です。苦労も努力も「やってやるぜ！」って感じ。自己肯定からくる頑張りですね。

逆に、イヤイヤやっていることのベースは、他人の目と己の不安。やらされている感満載の自己否定からくる頑張りです。これは次第に息切れするのが難点。たとえば「勉強する」って行為。同じ目標でも「将来の夢のために」と「親が怒るから」というのでは、エンジン音が違う気がしませんか？

あなたが日々頑張っている仕事や婚活、資格取得にダイエット――これらは、どちらの「頑張り」でしょうか。今まで、好きでもないことに歯を食いしばって取り組んできたのなら、そろそろ本気で頑張れることを探してみませんか？

やりたいという気持ちを大切に。ゴールではなく、どの方向を目指していきたいかを大事にするだけで、新たな一歩が始まります。

リセットしたい時

椅《い》子《す》のポーズ

心身ともに強くなる
足腰の強化&健康寿命アップ

山のポーズ

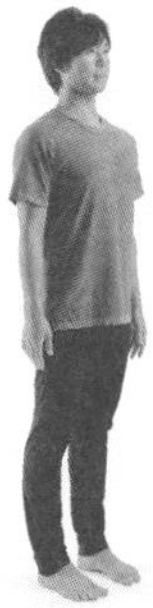

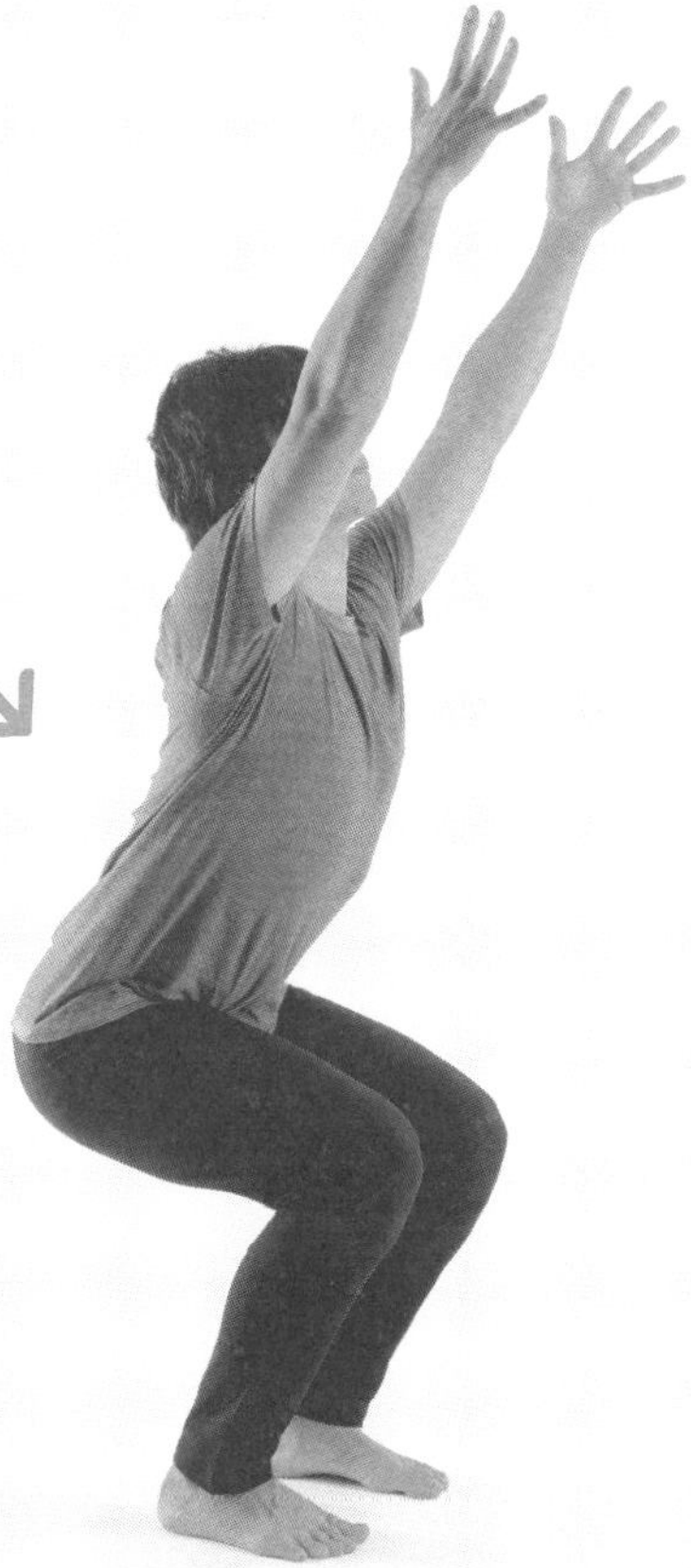

左小図「山のポーズ」参照 ➔p75

1 足を軽く開いてまっすぐ立ちます。太ももの付け根を後ろに引きながら膝を曲げると、自然とお尻も後ろに動きます。

2 上半身をやや前傾させつつ、背骨を伸ばしてバンザイし、そのままキープ。

POINT

太ももの筋肉と長寿はリンクしています。健康寿命を延ばすには最適なポーズ。眠っていたあなたの足の強さが目覚めますように。

STEP 3 9

イメージするだけで運動したことに！

「体に悪いから運動しなくちゃ」「痩せなきゃ」って思えば思うほど、「でも、めんどくさ……もう一歩も動きたくない！」ってなること、ありますよね。

そんな時は、無理してまで運動することはありません。心が疲れている時は、特に。

では、何をやれば心と体にいいのかと言えば、ズバリ、こうです。

「イメージする」。これだけ。

チベットの高僧は体をまったく動かさずとも、イメージしただけで、運動したのと同様の効果を得られるそうです。これは「観念体操」、あるいは「仏教体操」とも呼ばれているもの。人はイメージを良いものにするだけで、体も良い方向に変わっていくんです。

たとえば、目を閉じて、胸に手を当てて深呼吸。あなたはイメージの中で、さわやかな高原の朝を思い描きます。

吸うだけ吸って、もう吸えないなと思ったら、自然のままに息を吐きます。ゆったりと自分のリズムで、吸ったり吐いたりを繰り返してみてください。そして、「体に新鮮な空気を取り込んでいる！　気持ちいいな」ってイメージするだけでＯＫ！

心が良いイメージを描けば、必ず体は応えてくれます。これを「心身一如《しんしんいちにょ》」と言います。

やる気がゼロの時

龍のポーズ

リラックスしながら筋力アップ
ボディメイク効果

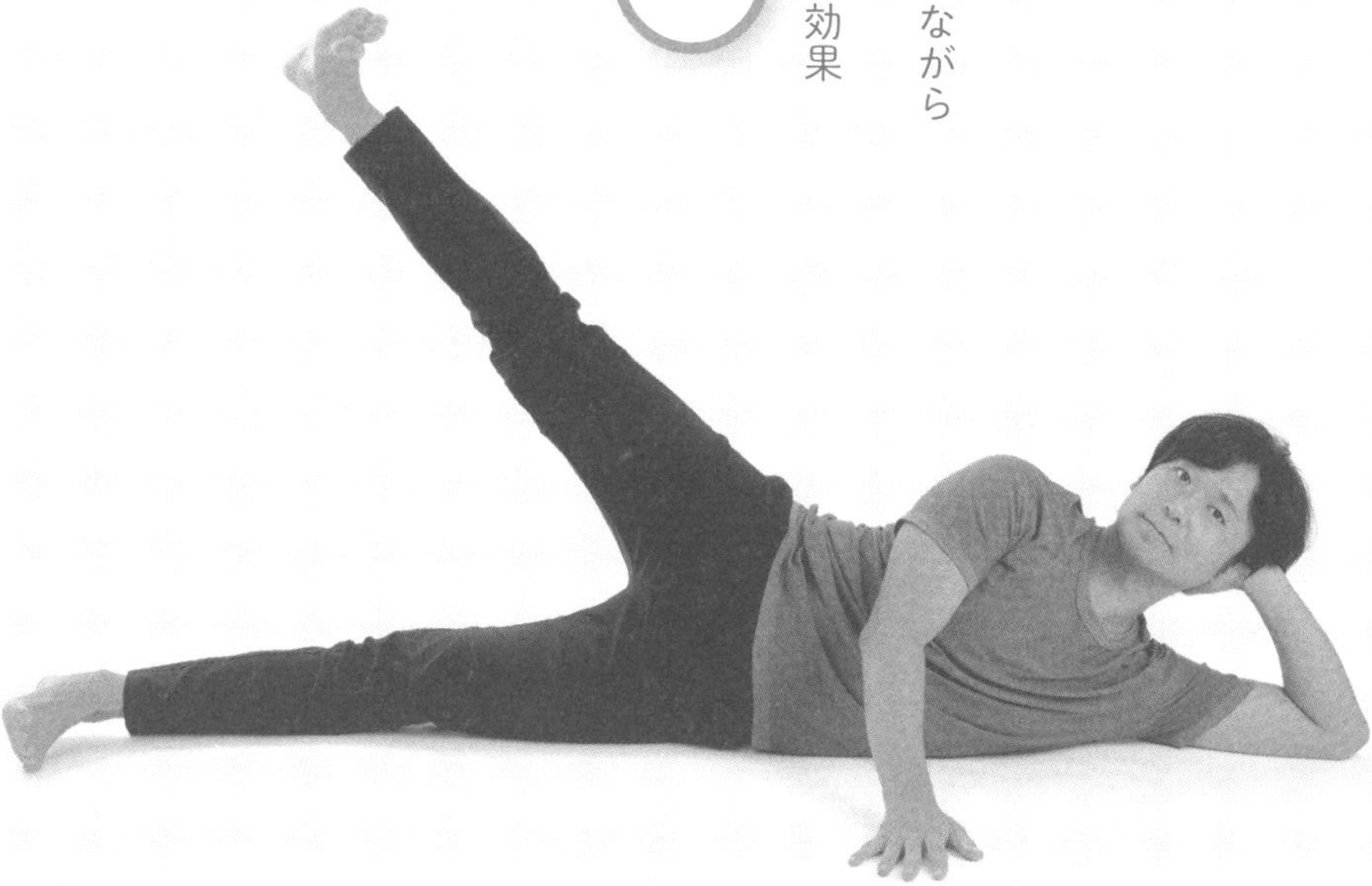

1 横向きに寝そべり、肘をついて頭を支えます。

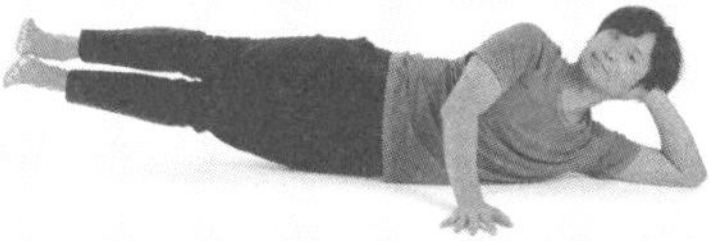

2 両足を揃えて持ち上げたり、上の足だけ片手で掴んでアップさせたり、お好みで。

POINT

楽なように見えて、股関節やふくらはぎ、ヒップに意外と効きます。「痛キモチいい」程度にとどめておきましょう。

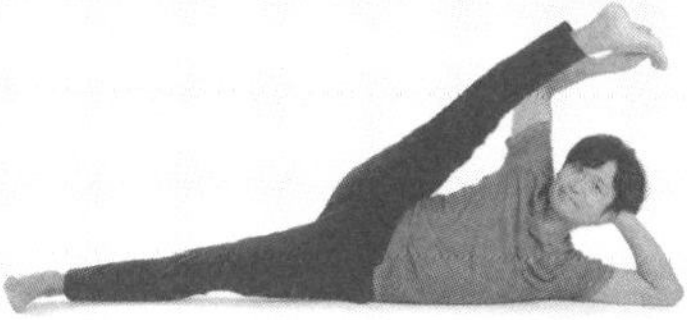

STEP 3 10

正解なき人生を身軽に歩む

「これが正解」なんて人生はどこにもありません。なぜなら、答えは無数にあるから。

そんなのわかりきったことなのに、無性に息苦しい時がありますよね。多分、そういう時は「答えはひとつしかない」と思い込んでいるのかも。

自分に×印を付けちゃいそうになったら、「答えは無数にある」ことを思い出しましょう。

たとえば、こんな方法で……。

①目を閉じ、口からでも鼻からでもいいので、細く長く息を吐く。吸いたくなったら、鼻から細く長く息を吸う。5回繰り返す。

②いつもの楽な呼吸に戻ったら、その呼吸に耳を澄ます。小さな小さな音を聴くように。力まないのがポイント。

③自分の体が生み出す音、今いる場所の音（冷蔵庫やエアコンの音など）に耳を傾《かたむ》ける。

④さらに、部屋の外の音（車や電車の音、鳥の声など）に耳を傾ける。

⑤呼吸の音と外の音を一緒に聴く。音は振動なので、自分も世界も一緒に震えていること、最初からつながっていることを味わってみる。

身軽になった気がしたら大成功！

「正解の人生」をなぞるより、「あなたならではの道」を歩きませんか。

自分が信じられない時

戦士のポーズ＊2

- 決断力アップ
- 下半身の引き締め＆強化

POINT

「これから何が起ころうとも、自分だけは味方である」と決められるポーズ。下半身をどっしりと鍛え、堂々とした感覚を養いましょう。

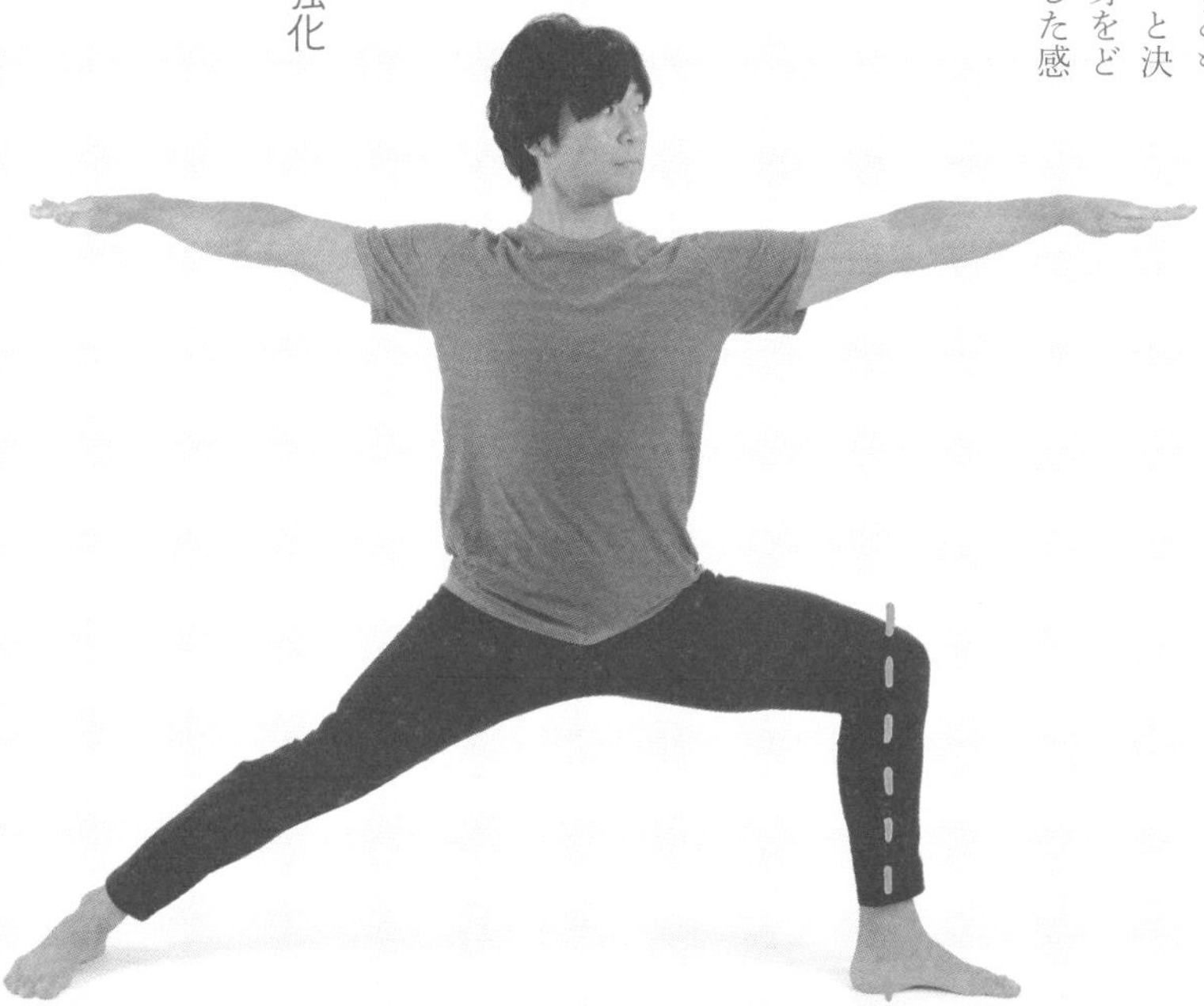

1 大きく足を開いて立ち、
片方の爪先を真横に向けます。

2 両手を水平に引き上げ、
真横に向けたかかとの上に
膝がくるよう、
息を吐きながら曲げていきます。

3 体を正面に向けたまま、
目線は曲げた足の方向へ。
背骨は床と垂直に。
反対側も同様に。

＊「戦士のポーズ」は1～3まであります

STEP 3 11

誰もがうらやむ「あの人」のようになりたいですか？

たとえば、ＩＴ業界で成功して億万長者になった人。

今月も営業成績トップの同僚。

美人でモテる友達。

できることなら、あんな人になってみたい。

ついついそう思ってしまうことも、あるかもしれません。


でも、それは誰かのコピー。

コピーを繰り返すうちに画質が粗《あら》くなるように、自らの本質や生命力は薄まっていきます。

あなたは、この世でただひとつの力強いオリジナルです。

あなたにしか歩めない道を、堂々と歩けばいいのです。

三角のポーズ

☞負けない自分を作る
☞ウエスト引き締め&肩こり解消

POINT

骨盤と背骨がセットになって体を横に倒すイメージで。前のめりにならないように注意。三角は安定の象徴だとか。このポーズで自分の黄金バランスを見つけてみましょう。

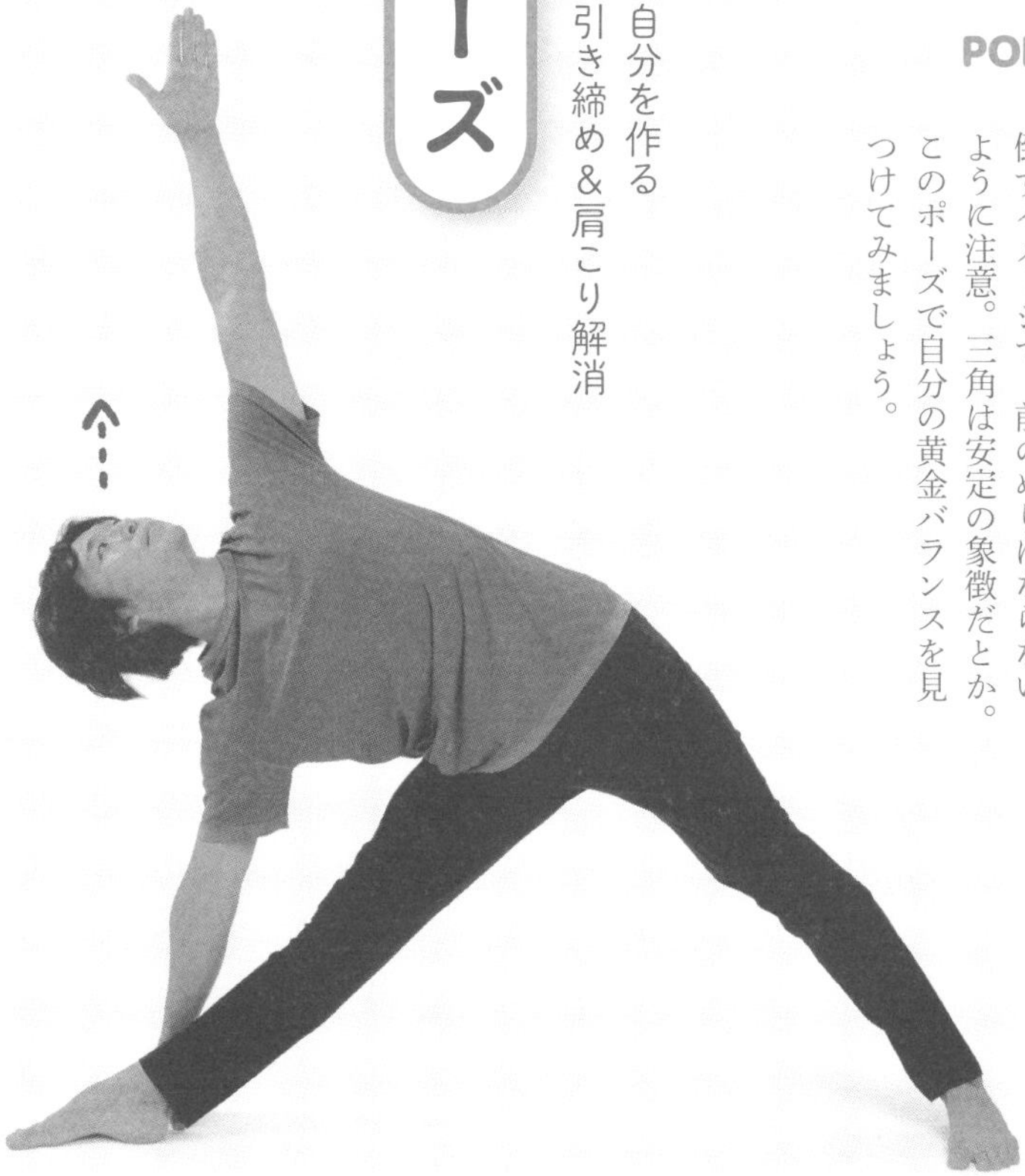

1 大きく足を開いて立ち、片方の爪先を真横に向けます。

2 両手を水平に引き上げ、息を吐きながら、真横に向けた足のほうに上半身を傾けていきます。反対側も同様に。

STEP 3 12

元気スイッチONは意外と簡単

心と体は同じもの。目に見える部分が体で、目に見えない部分が心。心で感じたことは体に現れ、体で感じたことは心に現れます。

試しに、「はぁ〜」ってため息をついてみてください。背中を丸くしてうつむき、「はぁ〜」。そう、いつもの感じ。

今度は背筋を正して、胸を張ります。視線は斜め上。この姿勢を保ったまま、同じようにため息をついてみましょう。ハイ、「はぁ〜」。

どうですか？　たったこれだけのことですが、ため息の質が変わりませんか？

背筋を伸ばして上を向くだけで、呼吸は自然と深くなります。逆に、凹《へこ》んでいる時の姿勢は、必ず下向き。こうなると気道が狭くなるので、呼吸は浅くなります。結果、血流も悪くなって、どんどん体は硬くなっていく。不思議なもので、落ち込むためには、うなだれないといけないんですね。

じゃあ、逆にすると？

そう、凛《りん》とした姿勢にするだけで、人は落ち込めなくなる。急に心を変えるのは難しいから、ここは体に頼る場面ですね。ヨガのポーズを取るだけで、気持ちは陽に引っ張られます。

〝元気スイッチ〟は意外と簡単に押せるってお話でした。

リセットしたい時

体側を伸ばすポーズ

お腹の底から元気が復活
腰痛予防

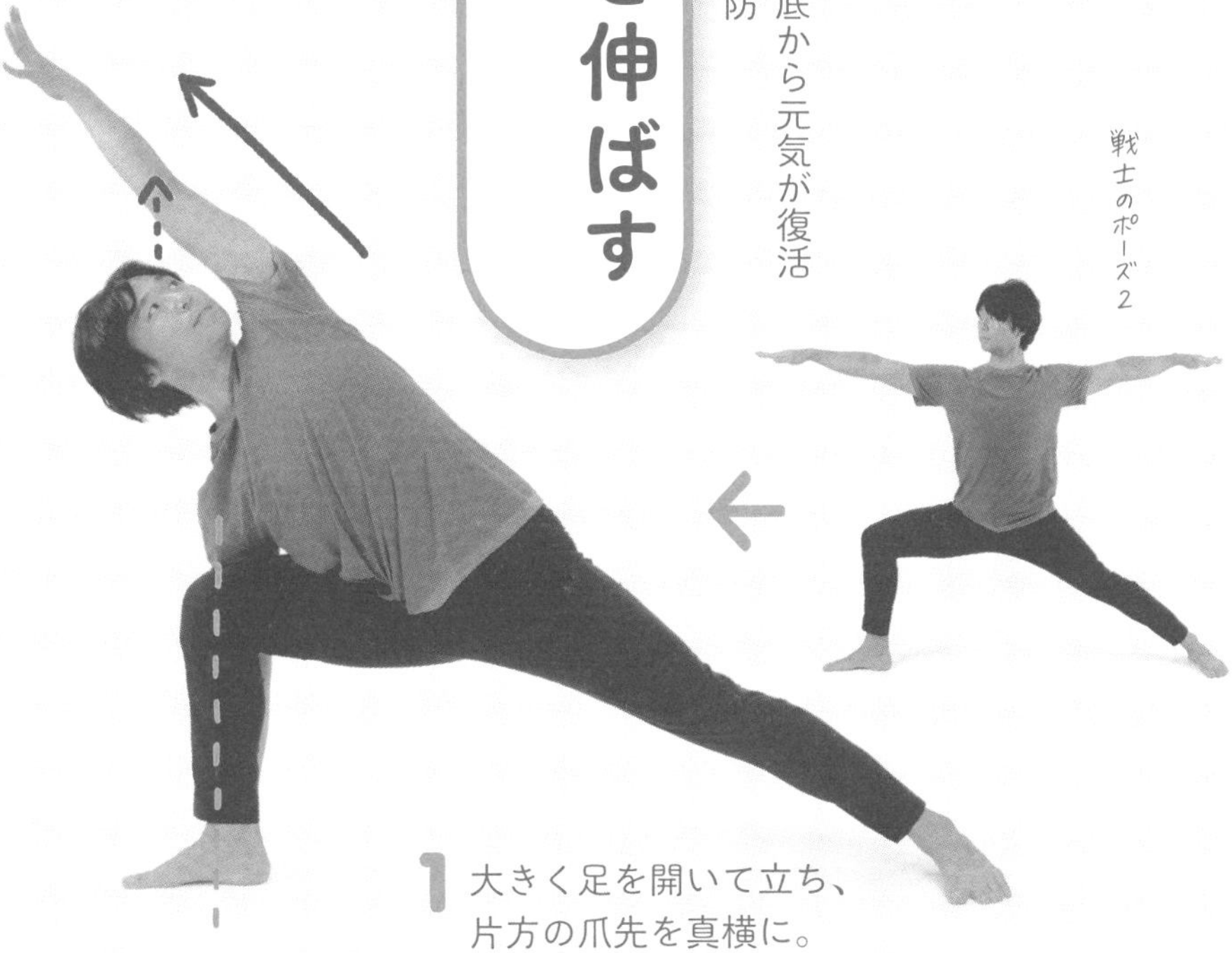

戦士のポーズ2

1 大きく足を開いて立ち、
片方の爪先を真横に。
両手を水平に引き上げ、真横に向けた
かかとの上に膝がくるように曲げます。

右小図「戦士のポーズ2」参照 ➔p101

2 前の手を膝の上に乗せ、上半身を傾けます。
後ろの手は耳の横に二の腕をつけて伸ばし、
腕ごしに天井を見上げます。

3 膝の手を足の外側に下ろしたり
伸ばした腕をねじって手のひらを
上に向けてもOK。反対側も同様に。

POINT

全身に活力が巡りやすくなる、上級者向けのポーズです。コンディションをさらに上げたい時に。

STEP 3 13

川が流れるように生きる

川は海へとつながっています。

それぞれ源流が異なり、流れもさまざまです。

滝があったり、蛇行《だこう》していたり、広大だったり――私たちと似ています。

それぞれのタイミングで、必要な場所で、必要な流れになっている。

海へ急ぐ川もなければ、逆流していく川もありません。

私たちも肩の力を抜いて、変わりゆく景色を楽しみながら、流れにお任せしてみましょう。

どのみち、辿《たど》り着く先は共通の海なのです。

安心して、流れに身を任せればいいのです。

流れに逆らって、傷だらけになるまで努力をしたのはすごいことですが、ちょっと休憩。

今、あなたに必要なのは、流れを信頼することです。

思いきってゆだねてみると、自然とあなたらしさが生まれてきます。

リセットしたい時

開脚前屈のポーズ

固定観念から自由になる
消化機能アップ&血行促進

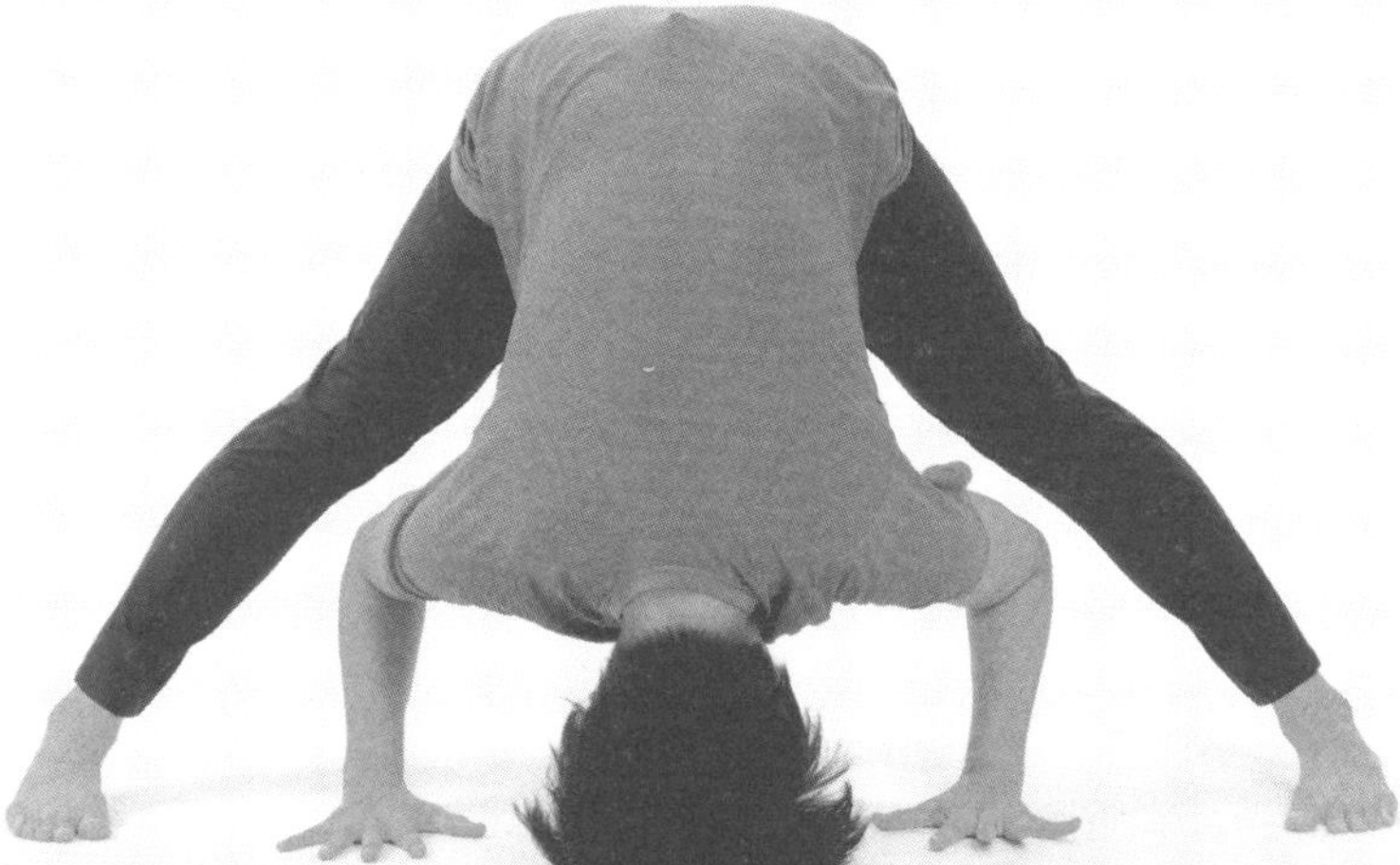

1 足を大きく開いて立ちます。
息を吸って背筋を伸ばし、
吐きながら腰に手を当てて
体を前に倒します。

2 腰にあてた手は頭の横に移します。
なるべくお尻が後ろにいかないように。
頭のてっぺんを真下に向けましょう。

POINT

膝を伸ばすのがきつかったら曲げてもOK。頭も床につかなくて大丈夫。できる範囲でトライして、逆さの世界をのぞいてみましょう。

棘《とげ》を恥じる薔薇《ばら》はない

一輪の薔薇。

とても可愛らしい薔薇です。

見ているうちに、ふと、思いました。

「棘を恥じる薔薇はない」

「私たちも、それでよし」


花も棘も両方あるから、薔薇なのです。

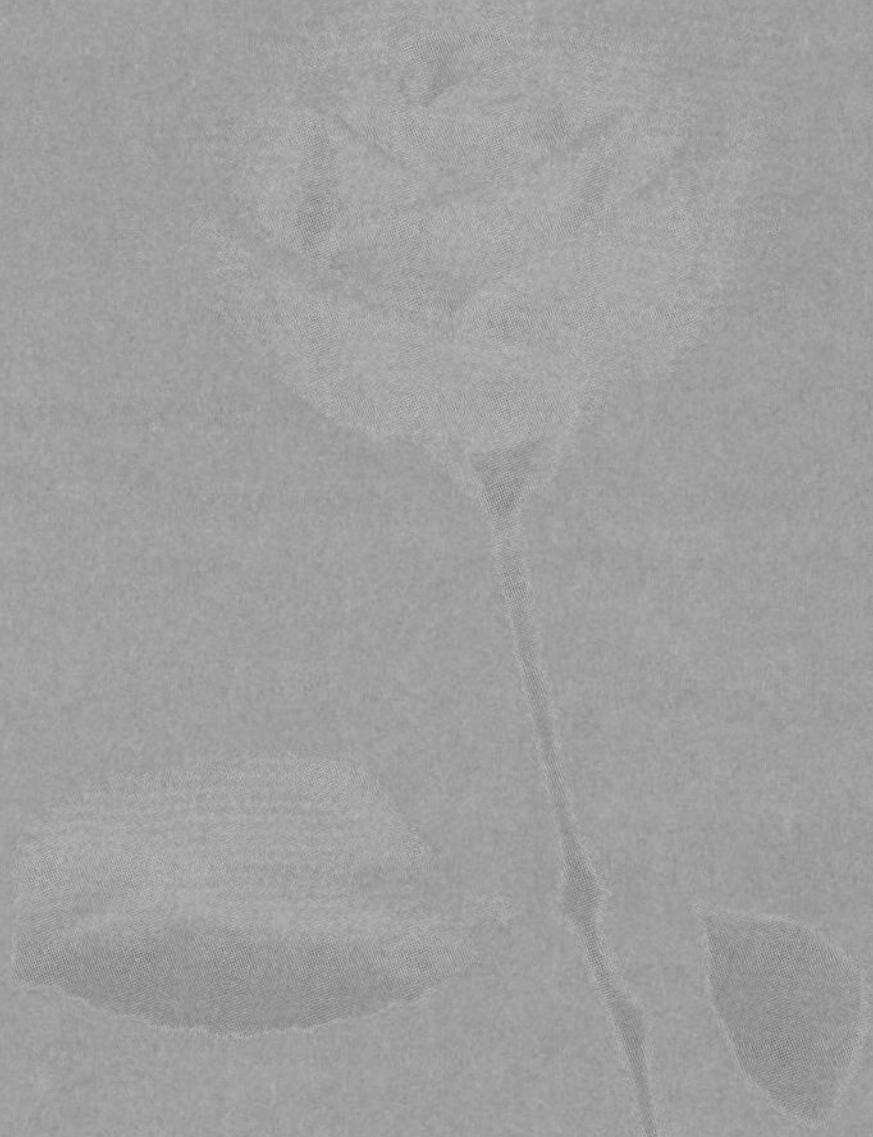

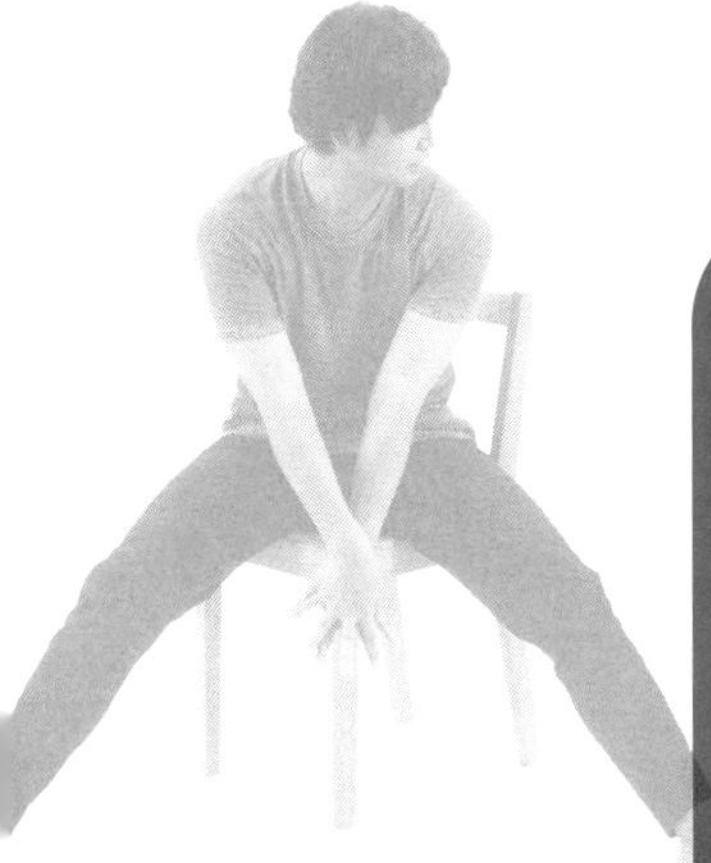

ソファでゴロゴロ。
ビデオ会議中にこっそり……。

超お手軽「ながら逃げヨガ」

椅子ヨガ
指ヨガ
足ヨガ

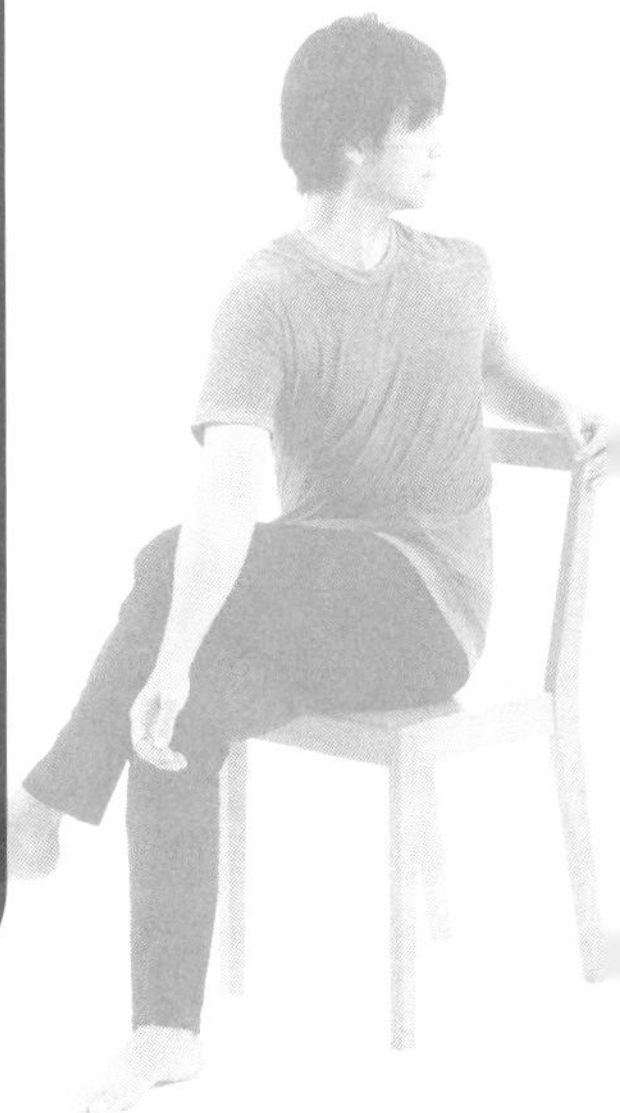

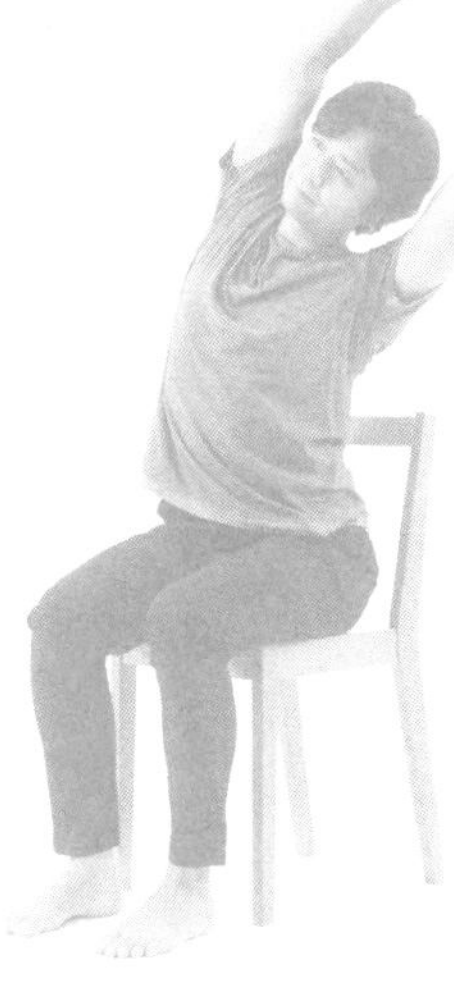

ダルくて仕方ない休日に。
在宅勤務中のストレス解消に。
誰かにマウンティングされた時の
心の応急処置に。
その場で試せる「ながら逃げヨガ」で
即効リフレッシュ!!

椅子ヨガ

POINT

背骨の柔軟性が回復すると、気力も戻ってきます。さらに左右セットで行うことで脳と体が活性化！

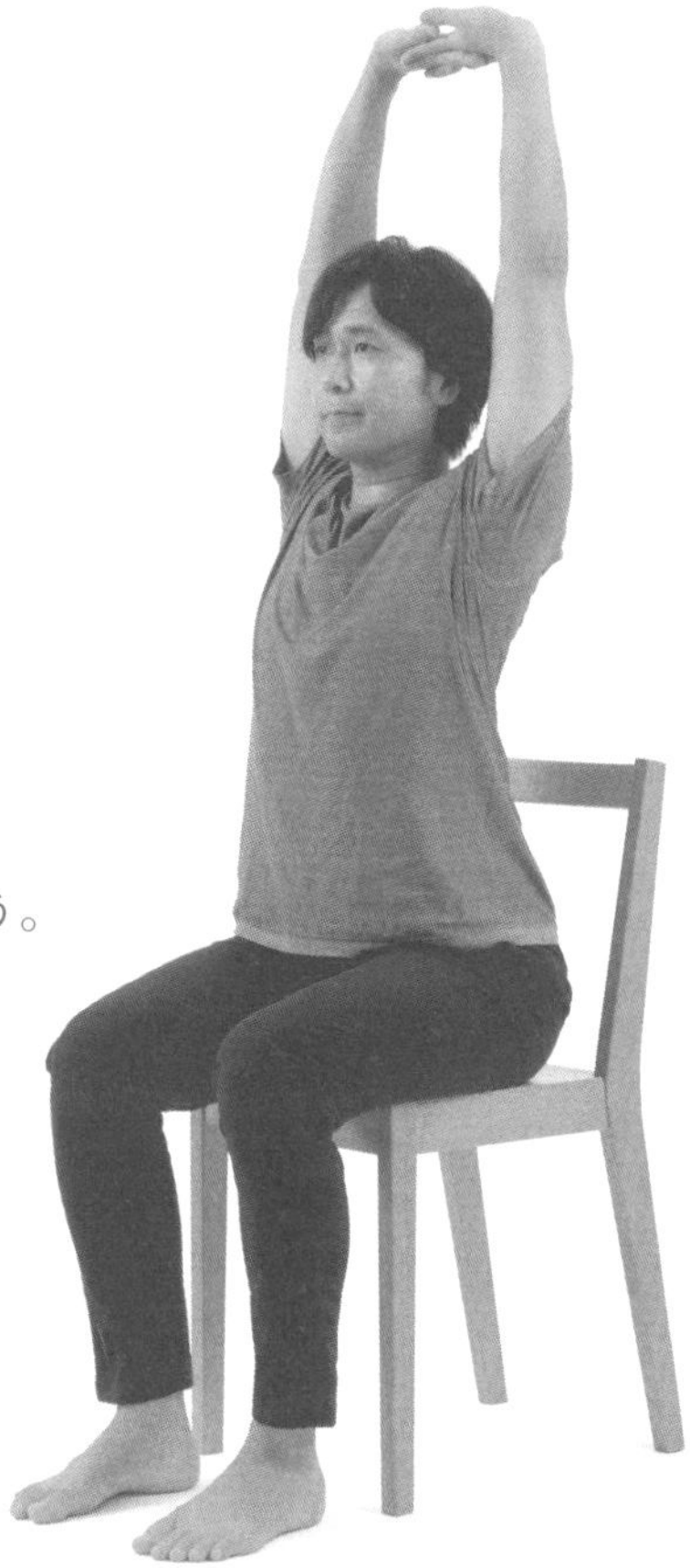

1 浅めに腰かけます。
できれば裸足《はだし》になって、
自分を実感してみましょう。
土台が安定します。

2 息を吸いながら
組んだ手を上げて
背骨を伸ばし、
吐きながら
左右に倒します。

3 組んだ手を
胸の前に戻し、
息を吸います。
吐きながら
腰と背中を丸めたり、
足を組んで上体を
ねじったりして
みましょう。
手首のひねりと
呼吸を連動させて、
バトンを受け取るように
ねじるのも効果的。

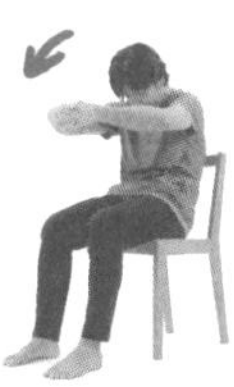

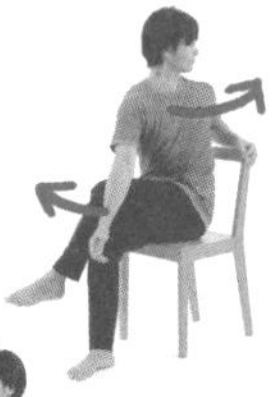

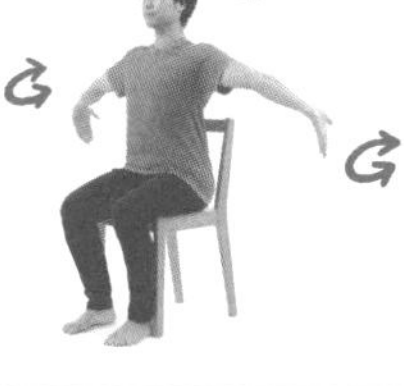

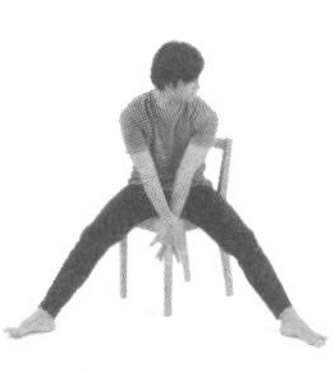

4 椅子の角が
前にくるように
座ります。
そのまま開脚し、
両手を重ねて
前屈します。

指ヨガ

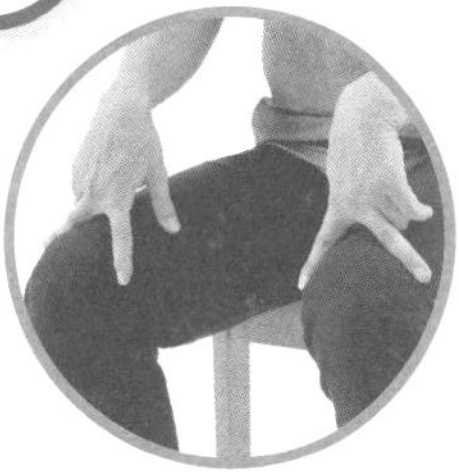

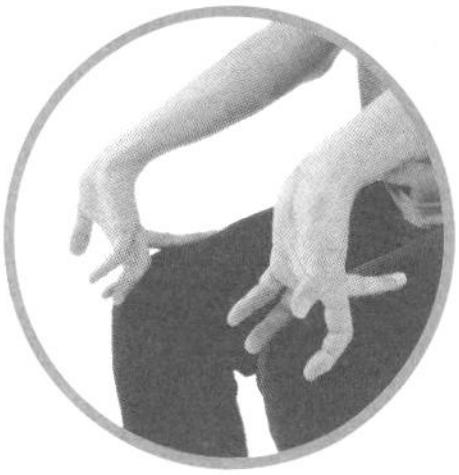

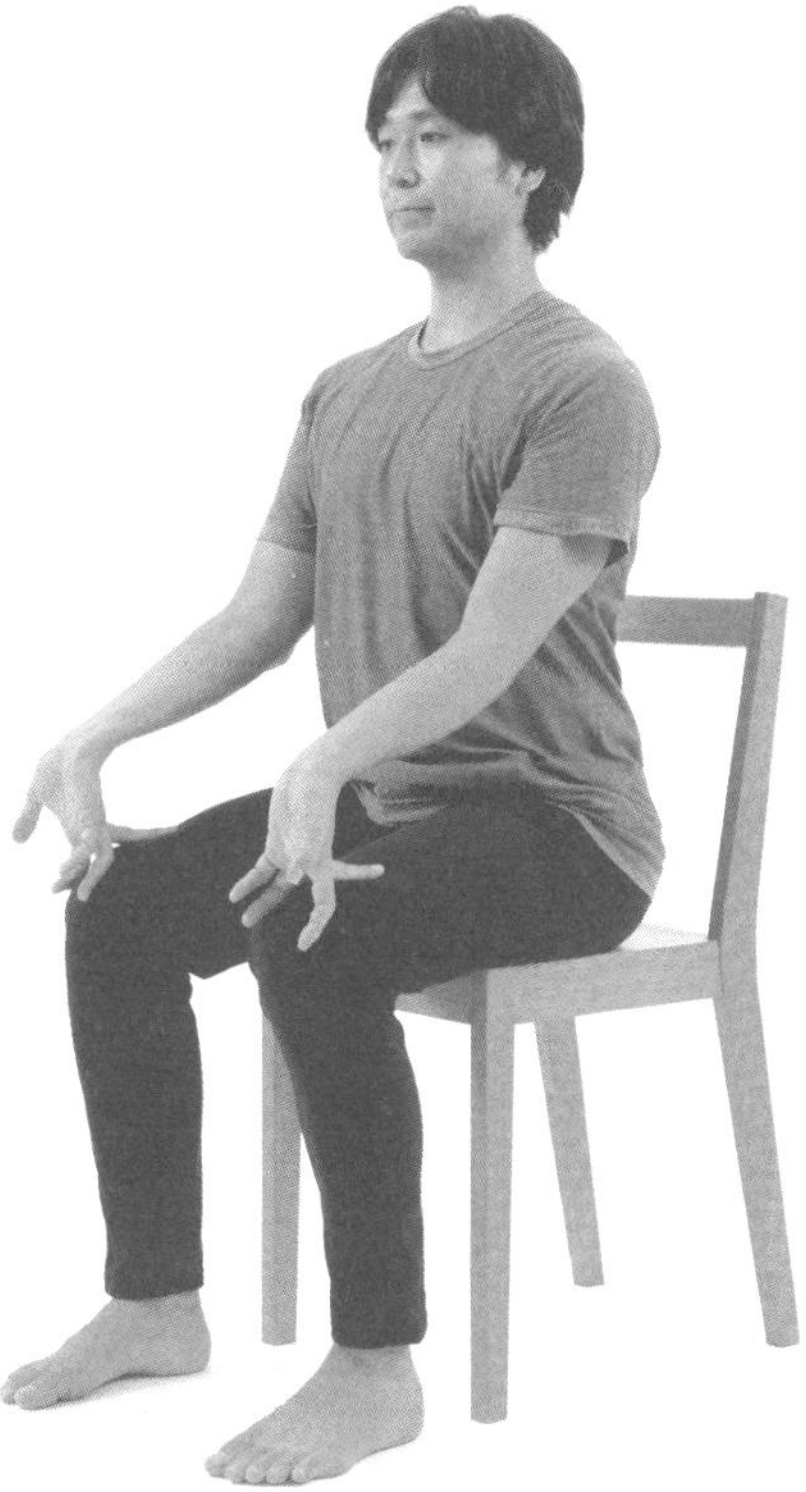

POINT

東洋思想には「部分に全体が宿る」という考え方があります。まさに、手には全身が宿っています。ゆったりした呼吸を繰り返しながら「今、ここ」を味わって。ちょうどいい感覚を見つけてみましょう。

1 椅子に座り、
指の間を膝に
押しつけるようにして
ゆっくり息を
吐きながら、広げて
みましょう。

2 痛くなければ、
左下写真のように
息を吐きながら
指をそらしてもOK。
肩に力が入りやすいので、
できるだけ
リラックスしながら
トライ。

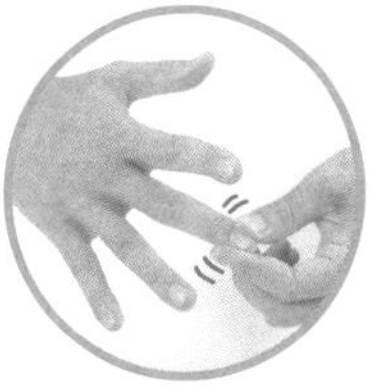

3 爪の両側や指の間を
刺激するのも◎。
イライラした時には
指の間をググッとプッシュ。
疲労がたまった時には
指をねじるように揉み、
力を加えながら
爪のほうに引くと効果絶大。
中指の先を揉みほぐすと
片頭痛がやわらぎます。
目の疲れもスッキリ。

足ヨガ

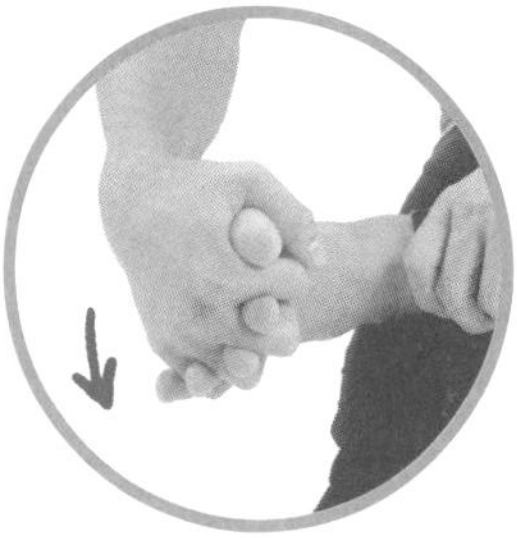

1 裸足になり、
足指の間に手の指を入れて
摑みます。

2 そのままグルグル回したり、
足指をそらしたり、
伸ばしたりしてみましょう。
足の爪の両側を刺激してもOK。

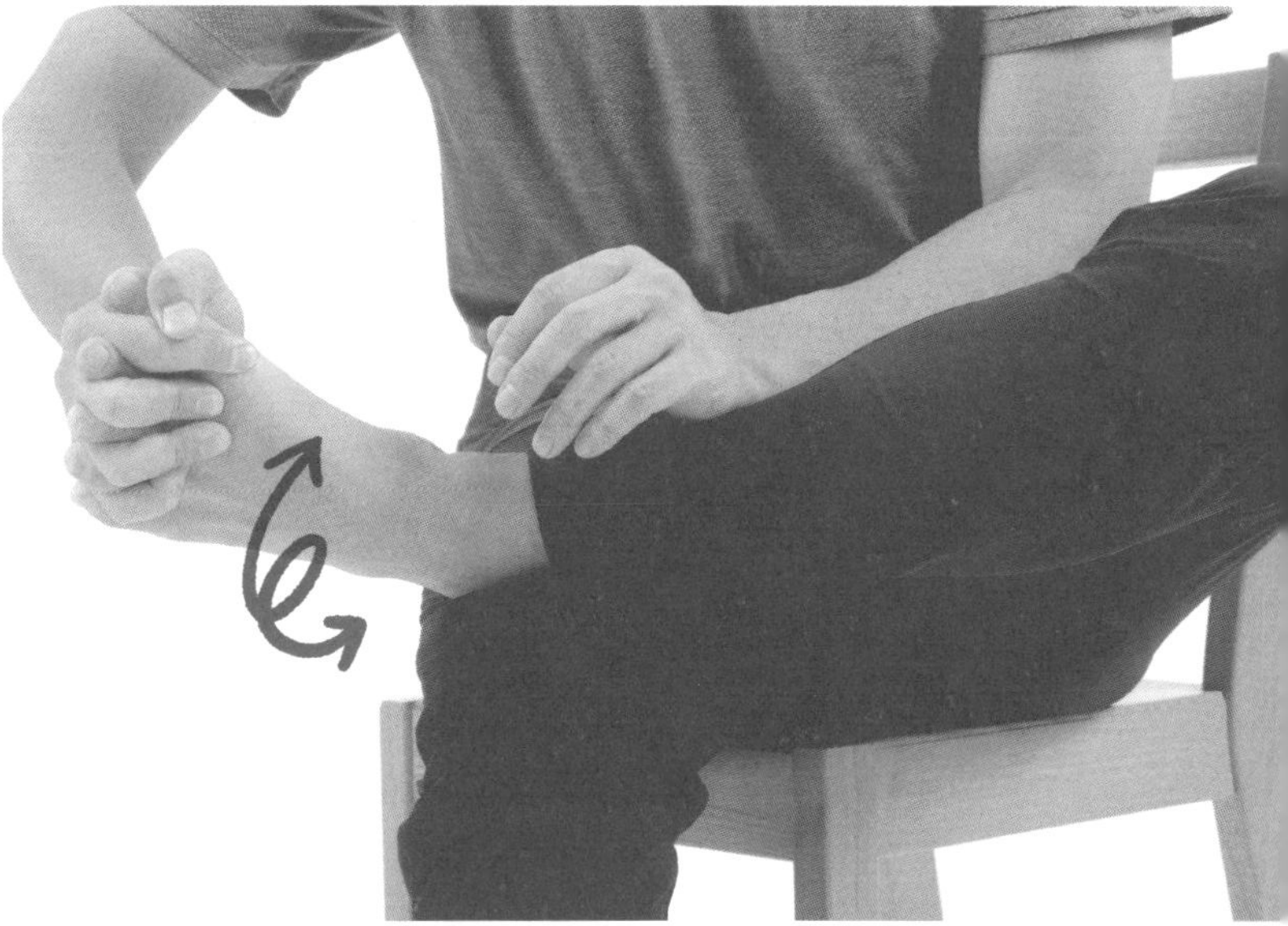

POINT

足首や足裏の硬さは、つまずきやすさにつながります。できるだけ柔らかくしておきましょう。末端に意識を向けることで血行が促進され、自律神経にもプラスに働き、心身ともに調子が上向きます。

3 体重をかけながら
足先を丸めたり、
伸ばしたり、
そらしたり。
体の声を聴きながら、
足裏と爪先をほぐします。

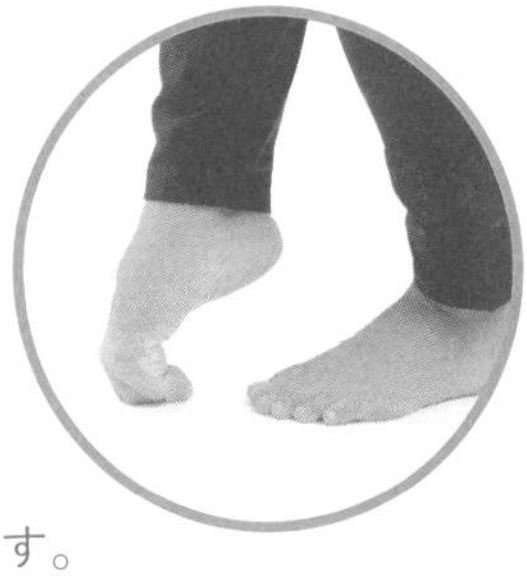

ジワッと効く!! 人生の常備薬

欲しいものが手に入らない時は
心を閉ざしている時。

たとえ相手が与えてくれようとしても、なぜか受け取り拒否の状態だったり、
本当は欲しい気持ちにフタをしていたり。
でも、あなたには受け取る価値がある。
ヨガで心と体の声を聴いて、良いものを受け取ることを自分に許そう。

「運気がいい」とは、
気分よくいられるということ。

他人からどう見られているか気になった時こそ、
「自分が今、何を感じているか」に視点をチェンジ。

老いは、
硬さや渇きとセット。
若さは、
柔らかさや潤《うるお》いとセット。

雪の結晶は、
ひとつとして同じものがない。
私たちも、ひとりとして
同じ人間はいない。

生き急いでいる人は、前かがみになる。

どうしようもなく腹が立った時こそ、
心の傷を治し、成長するチャンス。
怒りの裏には必ず不安があり、
いつもは見て見ぬフリをしている
癒えない傷が隠れている。
傷の存在を認め、痛みを認め、
光を当てて風を送れば完治する。

頭は
嘘をつける。
心と体は
嘘がつけない。

蓮《はす》は
泥水から
美しい花を咲かす。

深い井戸ほど
綺麗な水が湧き出る。

人生は、
不思議＝ワンダーがいっぱい＝フルで
ワンダフル!!

人は、「隣りの誰か」の意見に左右されると
体が横に揺れる。
自分の中心軸をイメージするだけで、
他人の意見に振り回されなくなる。

肺の約3分の1は、新しい空気を取り入れられない。
一説によると、肺の中には生まれた土地の空気がまだ残っているとか。
新鮮な空気と入れ替えるために、しっかり息を吐き切ろう。
そして、ゆっくり、たっぷり吸おう。
それだけで、あなたは新しくなる。

相手によりかからなくなった時、
初めて
愛することができる。

ガンコな人を見てイヤだなあと思うのは、
自分がガンコだから。

硬いもの同士の
ぶつかり合いは
怪我をする。

こだわりすぎず、しなやかな心を持つほうが、
お互いに痛い思いをしない。

体に無駄なものはひとつもない。
体重が軽いかより、
体が軽いかを目安に。

背骨の硬さは、
不安定なメンタルを呼び込む。
ヨガで背骨をしならせることによって、
まわりの景色が変わり、
本来の落ち着きを取り戻せる。

姿勢が整うと、呼吸が整う。
呼吸が整うと、心が整う。

すぐに
「良い」「悪い」を
決めつけない。
ヨガは、リラックスして生きるための
水先案内人。

「1億円あげるから」と言われて
足を切る人はいない。
「足るを知る」とは、「足があることを知る」こと。
今、ここに力強い足がある。
それは、私たちがすでに億を超えた
豊かさを持っているのと同じこと。

イライラしたり怒っている時は、呼吸が浅い。
呼吸が浅いと、細胞の元気がなくなって調子が悪くなり、
ますますイライラする。
負のループを断ち切るために、
まずは深呼吸。

思い込みはトラブルのもと。
あなたを自惚《うぬぼ》れさせるものは害であり、
謙虚にさせてくれるものは益である。

シチュエーション別「逃げヨガ」インデックス

朝におすすめ

夜におすすめ

※特にマークのないものは「朝昼夜」、終日ＯＫです

心細くてつらい時

STEP 1-1
胎《たい》児《じ》のポーズ

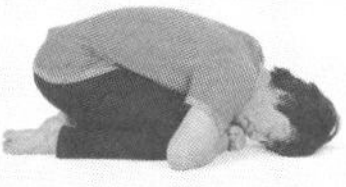

- 副交感神経が優位になり心身ともにやすらぐ

→p17

STEP 1-13
仰向けで足を上げるポーズ

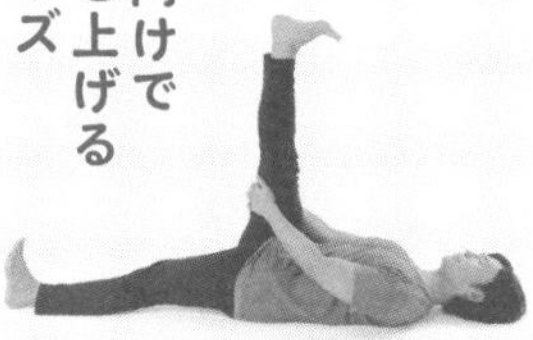

- 立ち上がる気力が復活
- 冷えやむくみの改善

→p41

不安が大きい時

STEP 1-5
仰向けの子供のポーズ

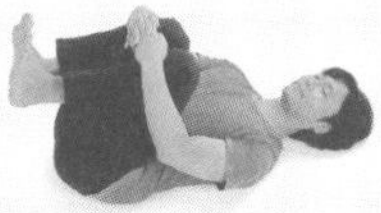

- 気持ちが落ち着く
- 内臓機能アップ

→p25

STEP 2-5
虎《とら》のポーズ

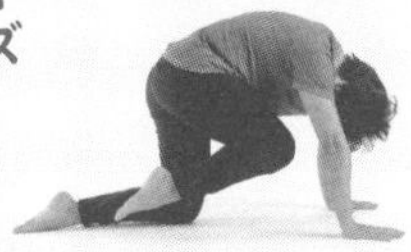

- 心身の安定
- ウエスト引き締め

→p59

STEP 2-9
両足を伸ばして前屈するポーズ

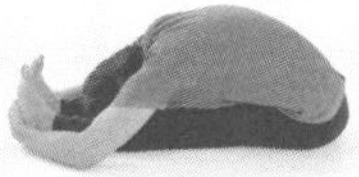

- 寝つきをよくする
- 消化機能アップ&疲労回復

→p67

心が折れそうな時

次ページに続く

カーブのポーズ
STEP 1-8

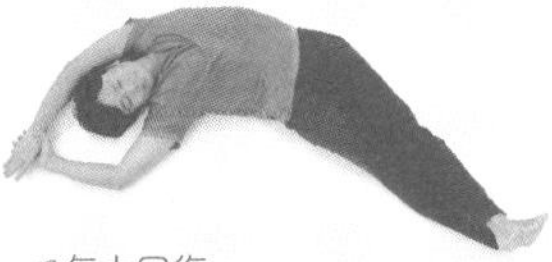

- 気力回復
- 背骨の歪みを整える

p31

バッタのポーズ
STEP 2-2

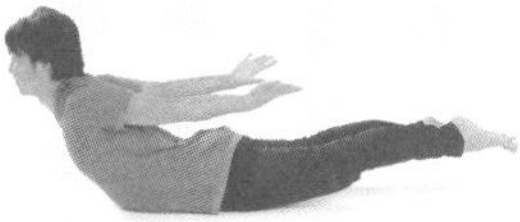

- 前向きな気持ちが戻る
- 姿勢改善

p53

合《がつ》蹠《せき》のポーズ
STEP 2-10

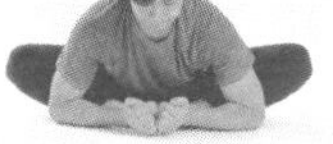

- 寝つきをよくする
- 血行促進&生理痛緩和

p69

とことん落ち込んだ時

ハッピーベイビー
STEP 1-6

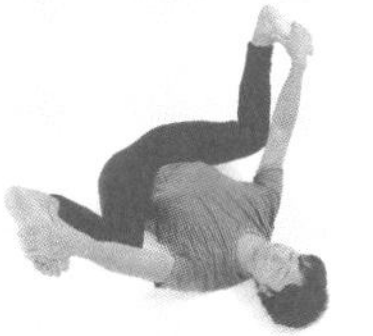

- 気分が明るくなる
- 腰痛緩和

p27

ワイパー
STEP 1-15

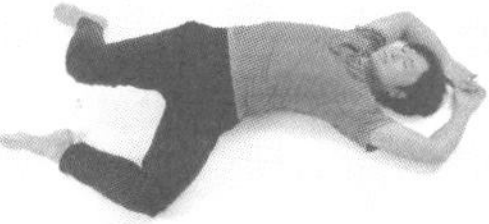

- 腰振り効果で陽気になる
- 疲労回復&腰痛緩和

p45

側屈のポーズ
STEP 2-15

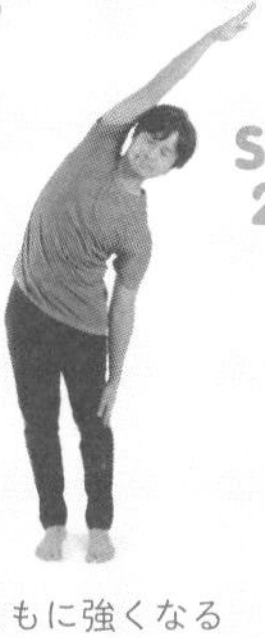

- 心身ともに強くなる
- 姿勢改善&呼吸機能アップ

p79

ローランジ
STEP 3-3

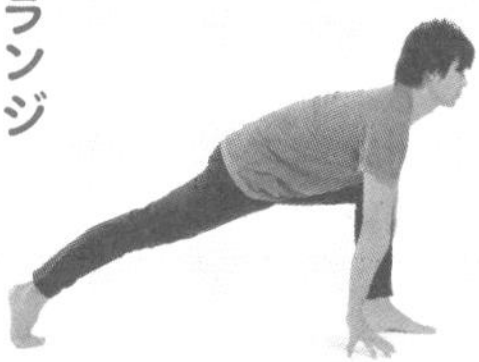

- 新たに出発する準備が整う
- 足の疲労回復＆むくみ改善

p87

謙虚な戦士のポーズ
STEP 3-5

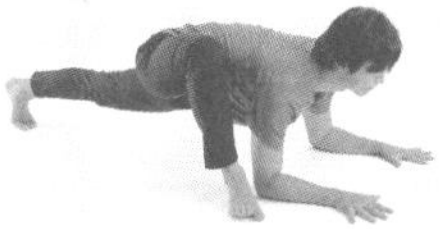

- 心身の安定
- 足の疲労回復

p91

グッタリした時

屍《しかばね》のポーズ
STEP 1-2

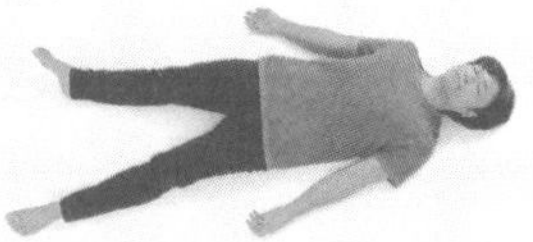

- 心身の疲労回復
- 二日酔いの緩和

➔p19

「燃え尽きちまった」のポーズ
STEP 1-10

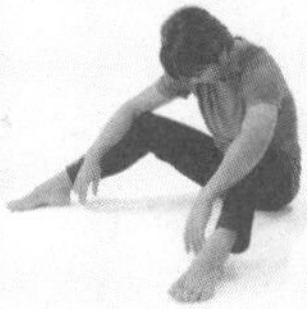

- 深いリラクゼーション
- 心身のクールダウン

➔p35

子供のポーズ
STEP 2-6

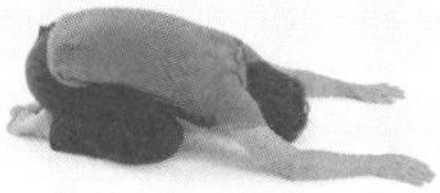

- 心身の疲労回復
- 深いリラクゼーション

➔p61

自分が信じられない時

うつ伏せのポーズ
STEP 1-9

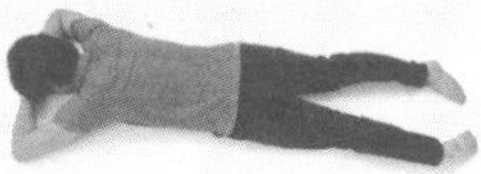

- 副交感神経が優位になり心身ともにやすらぐ

➔p33

戦士のポーズ2
STEP 3-10

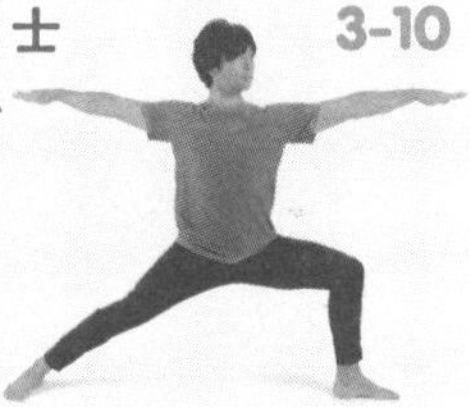

- 決断力アップ
- 下半身の引き締め＆強化

➔p101

三角のポーズ
STEP 3-11

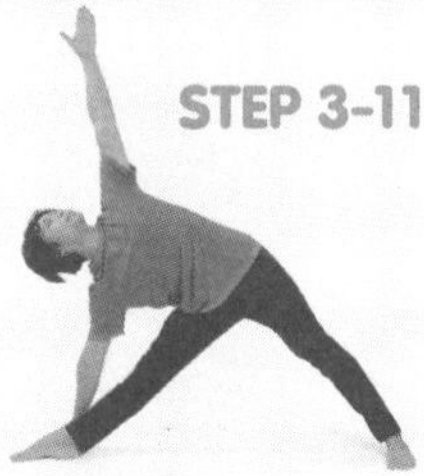

- 負けない自分を作る
- ウエスト引き締め＆肩こり解消

➔p103

心が折れそうな時 つづき

両手を上げたポーズ
STEP 2-14

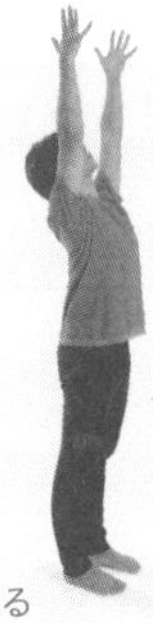

- 幸福感が戻ってくる
- 肩こり解消

➔p77

イライラした時

虫のポーズ
STEP 1-3

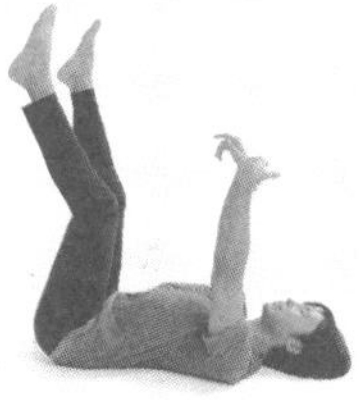

- ストレス発散
- 免疫力アップ

➔p21

ウサギのポーズ
STEP 1-12

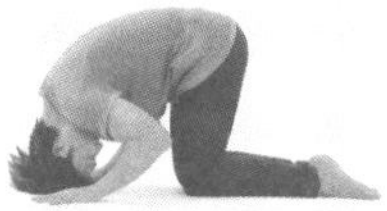

- 心身のクールダウン
- バランス感覚の向上

➔p39

吉《きっ》祥《しょう》座《ざ》
STEP 2-1

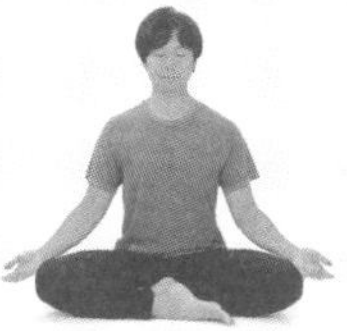

- 心身のクールダウン
- 細胞の活性化

➔p51

猫のポーズ
STEP 2-3

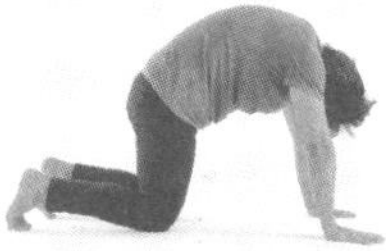

- 落ち着きを取り戻す
- 呼吸機能アップ&細胞の活性化

➔p55

牛のポーズ
STEP 2-4

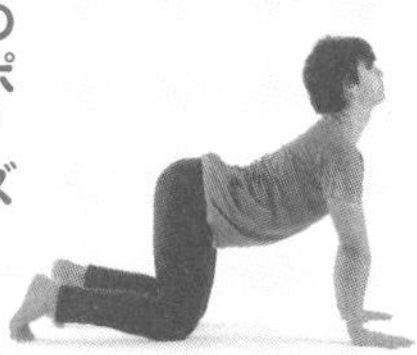

- 心身のバランスを整える
- 自律神経失調症&冷え予防

➔p57

机のポーズ
STEP 2-12

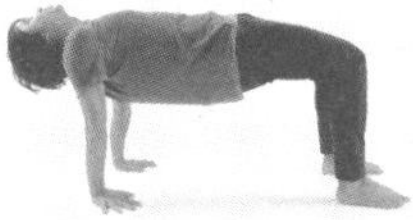

- 気分が落ち着き前向きに
- 血行促進&姿勢改善

➔p73

ウンザリした時

次ページに続く

仰向けの合《がっ》蹠《せき》ポーズ
STEP 1-4

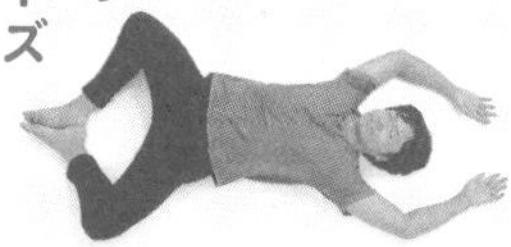

- 前向きになる
- 栄養が行き渡る

➔p23

倒れた戦士のポーズ
STEP 1-11

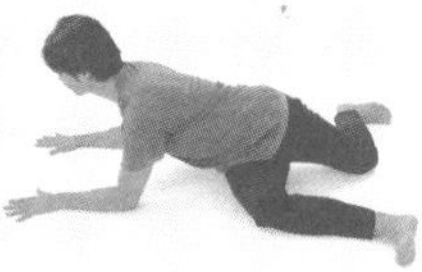

- 自分を認めやすくなる
- ウエスト引き締め

➔p37

子犬のポーズ
STEP 2-7

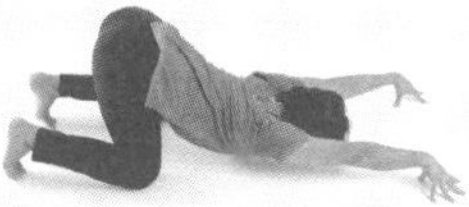

- 気力復活
- 肩こり解消

➔p63

ウンザリした時 つづき

STEP 3-4 三日月のポーズ

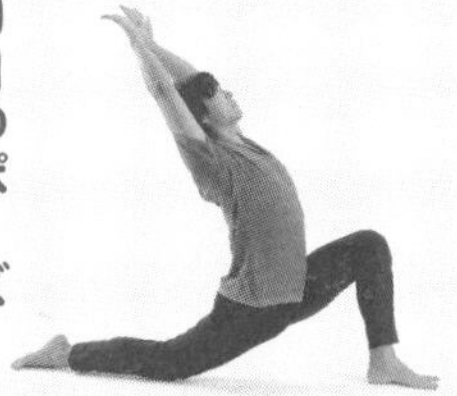

- 進むべき道の発見
- 気力&体力復活

➔p89

STEP 3-7 下向きの犬のポーズ

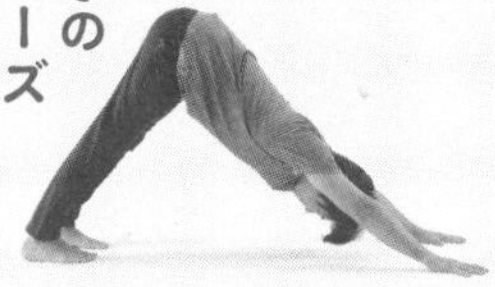

- 明るい気分が戻ってくる
- 血行促進&老廃物の排出

➔p95

やる気がゼロの時

STEP 1-7 ガス抜きのポーズ

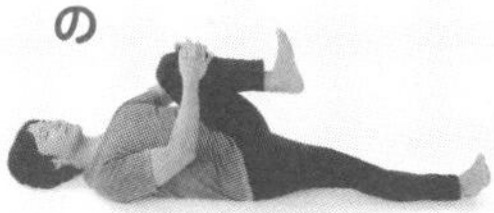

- 心身のウォームアップ
- 腸の働きを整える

➔p29

STEP 1-14 針の穴のポーズ

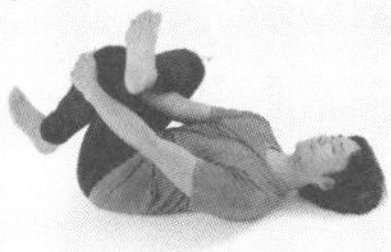

- 歩き出す準備が整う
- 腰痛緩和

➔p43

STEP 1-16 お腹をねじるポーズ

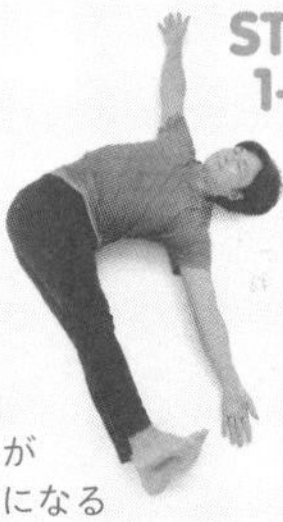

- 気持ちが
  前向きになる
- 全身の血行促進

➔p47

STEP 3-9 龍のポーズ

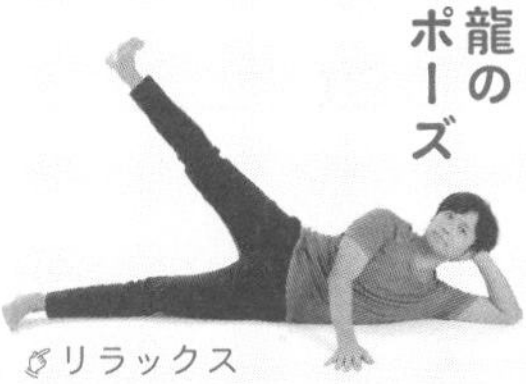

- リラックス
  しながら筋力アップ
- ボディメイク効果

➔p99

リセットしたい時

椅《い》子《す》のポーズ
STEP 3-8

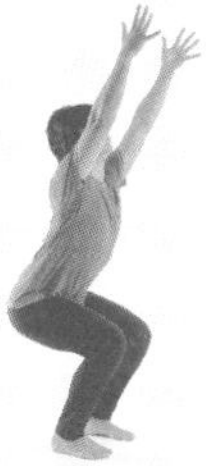

- 心身ともに強くなる
- 足腰の強化&健康寿命アップ

→p97

前屈のポーズ
STEP 3-1

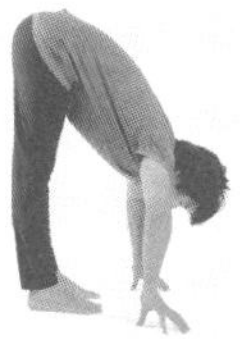

- 感謝と謙虚さが芽生える
- 内臓機能アップ

→p83

杖《つえ》のポーズ
STEP 2-8

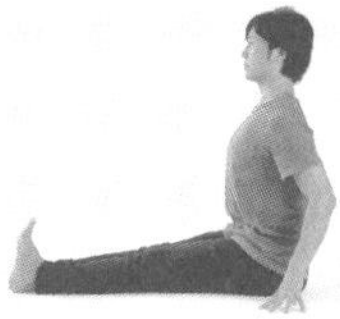

- 心身ともに目覚める
- 立ち上がる準備が整う

→p65

体側を伸ばすポーズ
STEP 3-12

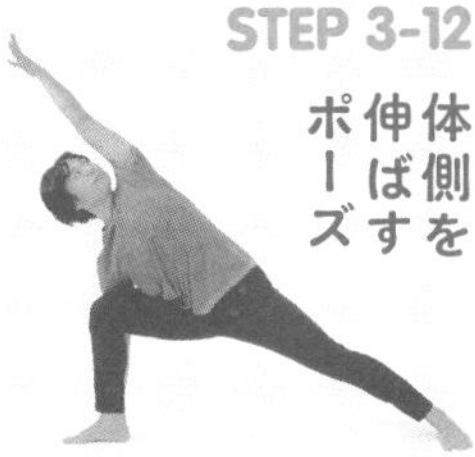

- お腹の底から元気が復活
- 腰痛予防

→p105

半分前屈のポーズ
STEP 3-2

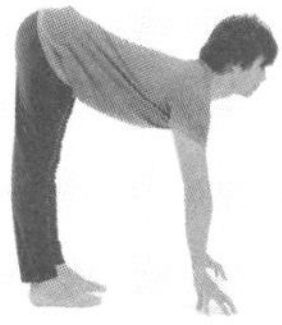

- 感謝と謙虚さが芽生える
- 内臓機能アップ

→p85

金《こん》剛《ごう》座《ざ》 正座の原型バージョン
STEP 2-11

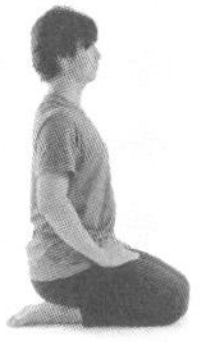

- 心身安定
- 気持ちがビシッとする

→p71

開脚前屈のポーズ
STEP 3-13

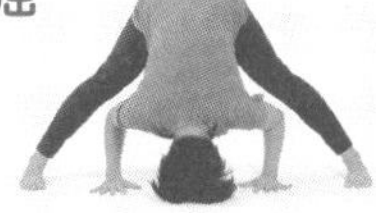

- 固定観念から自由になる
- 消化機能アップ&血行促進

→p107

板のポーズ
STEP 3-6

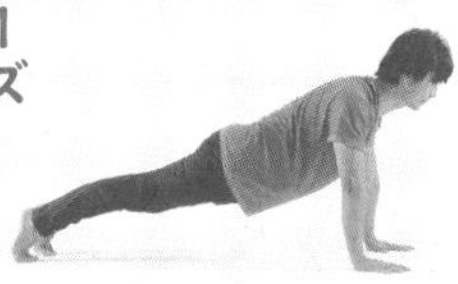

- 体力&気力アップ
- 手首や腕、体幹の強化

→p93

山のポーズ
STEP 2-13

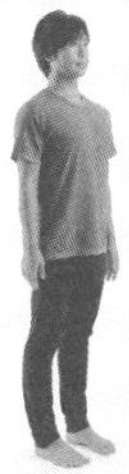

- 自分を許せるようになる
- 姿勢改善&
  心身のバランス復活

→p75

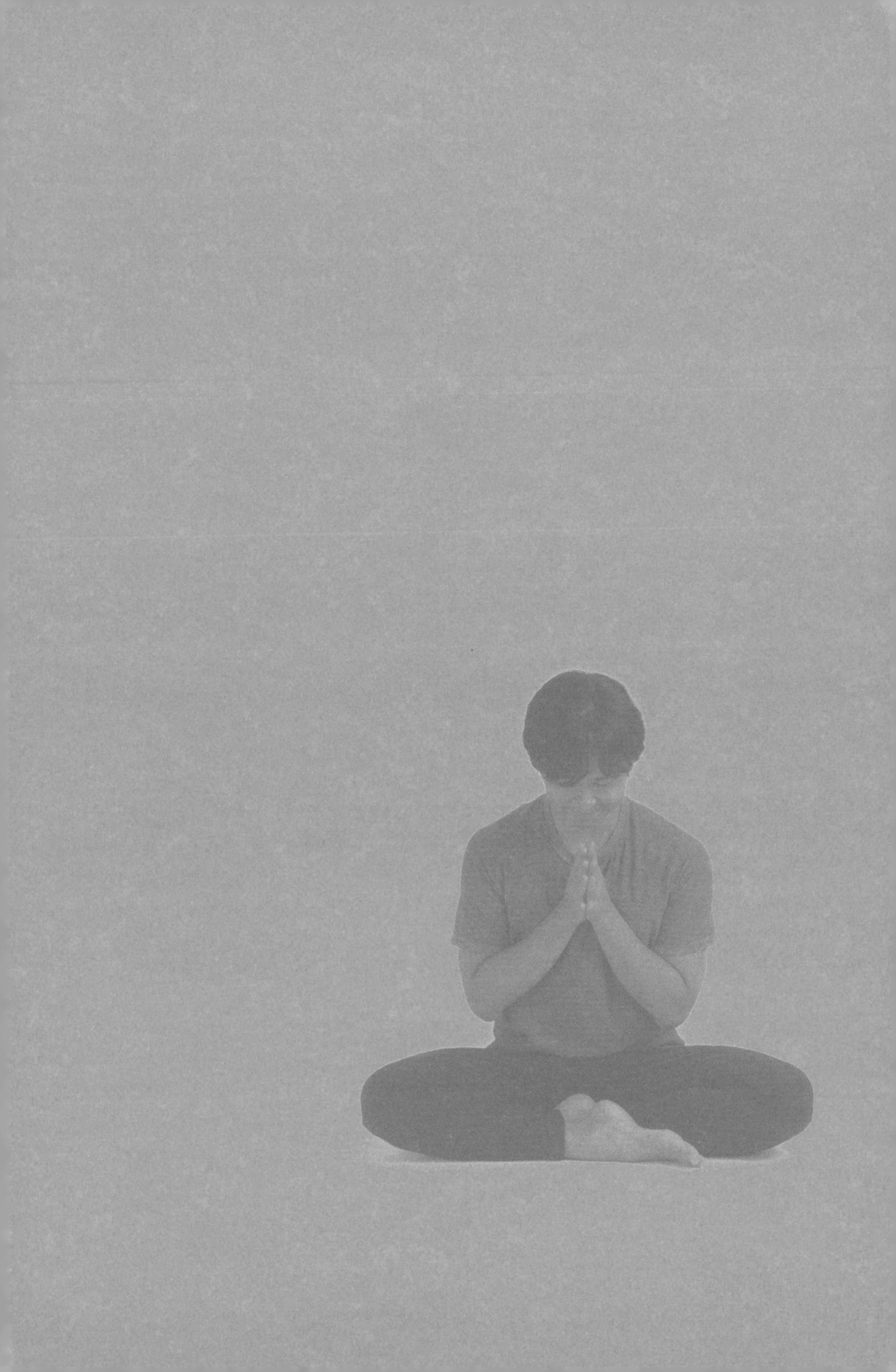

おわりに

僕は海のそばで生まれ育ち、巡り巡って、今もその街で暮らしています。

幼いころ父によく遊んでもらった、大好きな海。過ぎ去りし日の無邪気な記憶とともに、大切な心の支えになっています。

波を見ていると、いつもこう思うんです。

「ひとつとして、同じ波はないんだな」って……。


人生には、さまざまな波が打ち寄せます。人によっても、タイミングによっても、その波の高さは違うでしょう。ある人の、あるタイミングでは、思いもよらない大波が押し寄せて足がすくむ日があるかもしれませんし、そのまま波にさらわれてしまいそうになる日もあるかと思います。

正直に言えば僕自身、生きるのがつらく、数々の疑問にとらわれていた時期もありました。そんな時、ヨガに何度も救われたことを、今、しみじみと振り返っています。

逃げ場所などない——苦しい時ほど、そんなふうに心を閉ざしてしまいがちです。

でも、私たちの内側深くには、イヤなことから避難してホッとひと息つける〝安全地帯〟があるんです。必ず、誰にでも。

ヨガの第一歩は、内なる安全地帯を見つけること。自分の中に安心できる場所があるのを知ることは、大きな支えになります。いつでも、そこに逃げられるのですから。

まずは避難して呼吸を整え、固まった体をほぐす。そのうち心も落ち着き、本来の自分に帰る。僕もつらい時はそうやって立て直してきました。

ヨガは一生かけて付き合えるものです。時にはチャレンジしながら楽しみましょう。

そして、自分自身と誠実に向き合ってみてください。もちろん、あなたのペースで大丈夫。

今まで見えなかった新しい視点に気付いた時、肩の力が抜けてリラックスした本当の「あなた自身」に出会えることでしょう。


この本を出版するにあたり、企画から取材、執筆まで担っていただいた作家の鳥居《とりい》りんこさん。ヨガの真髄《しんずい》だけでなく、僕個人の内面奥深くにまで鋭く迫る取材、胸を打つ文章に、我がことながら感激しました。りんこさんがおられなかったら、この本は出せませんでした。

的確なポーズ写真や雰囲気のあるポートレートを撮り下ろしてくださった、カメラマンの北森順一《きたもりじゅんいち》さん。限られた時間の中、わずか数カットで唸《うな》るような写真を次々モノにしていくお姿に、プロの凄《すご》みを感じました。

そして、ビジュアルの最大の功労者であるデザイナーの浅妻健司《あさづまけんじ》さん。ユニークなアイデアを次々と出してくださったおかげで、読みやすく、トライしやすい本になったと思います。浅妻さんにデザインしてもらって幸せでした。

また、お名前は存じ上げないけれど、今回の本に関わっていただいた、すべての皆さま。

なにより、この本を手に取ってくださった、あなた。
心より、深く御礼申し上げます。ありがとうございました。

今、僕は「目に見えるものは、目に見えないものが支えている」ということをヒシヒシと感じます。このご縁をつないでくださった、目には見えないサポートにも感謝しています。

この本があなたの内側に触れて、ほんの少しでも気持ちが軽くなり、生きるのが楽になってくれたら、とても嬉しいです。

今日も良い一日を！

２０２０年12月

Ｔａｄａｈｉｋｏ

◎本書は書き下ろしです。

著 **Tadahiko**《タダヒコ》

学童期から人間の心理に興味があり、多数の書物に触れる。ある時期に自分自身の基本的な考え方、捉え方と共通するものをヨガの中に見出す。

大手ヨガスタジオにてトレーニング講師を担当。また某ヨガスタジオのプログラム監修やオーディション審査，指導者の研修指導などを行う。

瞑想、禅、ヨガ、タオ、タントラ、スーフィーなどを日々学び、多面的に人を捉え、穏やかで落ち着いたひとときを提供している。オンラインクラス、パーソナルレッスン、瞑想コースなどを行っている。

ホームページ「TADAHIKO Yoga & Meditation」
http://tadahikoyoga.wp-x.jp
タダヒコblog
https://ameblo.jp/tadahiko0830
Instagram
tadahiko.yoga.meditation

取材・文 **鳥居りんこ**《とりい・りんこ》

作家&教育・介護アドバイザー。2003年、『偏差値30からの中学受験合格記』（学研プラス）がベストセラーに。自らの体験を基に幅広い分野から積極的に発信し、悩める女性の絶大な支持を得る。

近著に『親の介護をはじめる人へ伝えておきたい10のこと』（ダイヤモンド社）、取材・執筆を担当した『1日誰とも話さなくても大丈夫　精神科医がやっている 猫みたいに楽に生きる5つのステップ』（鹿目将至著・双葉社）、企画・構成を担当した『神社で出逢う私だけの守り神』（浜田浩太郎著・祥伝社）など。

公式ブログ「湘南オバちゃんクラブ」
https://note.com/torinko
Facebook
https://www.facebook.com/rinko.torii
YouTube
鳥居りんこちゃんねる

写真 北森順一
ブックデザイン・本文組版 浅妻健司

編集 湯口真希（双葉社ノンフィクションルーム）
プロモーション 森山愛（同 宣伝部）

Special Thanks 竹内玲

P108 photo: mnimage - stock.adobe.com

たった10秒《びょう》で心《こころ》をほどく

逃《に》げヨガ

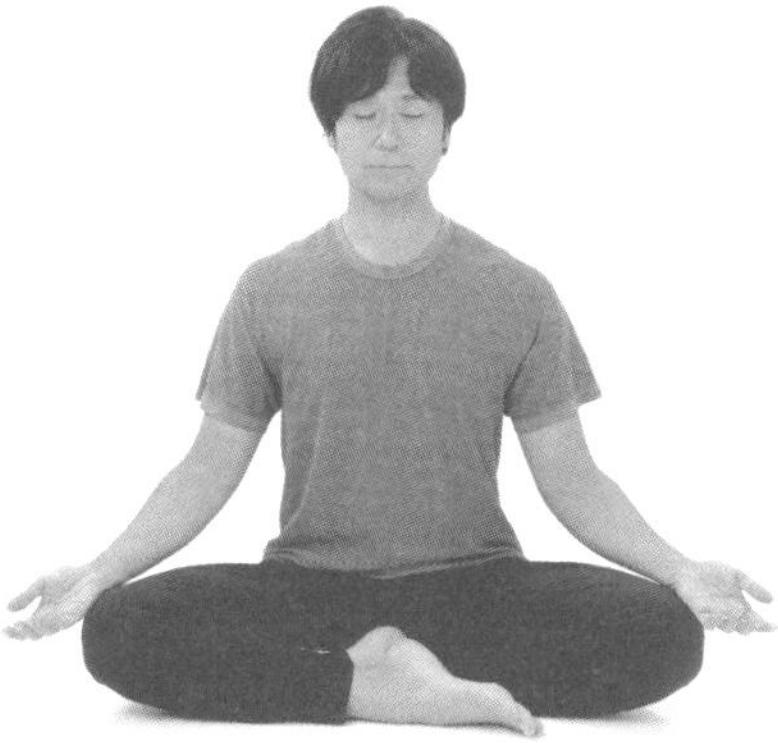

2021年1月17日　第一刷発行

著者　Tadahiko《タダヒコ》

発行者　箕浦克史

発行所　株式会社　双葉社

〒162-8540 東京都新宿区東五軒町 3-28

［電話］03-5261-4818（営業）

03-5261-4833（編集）

www.futabasha.co.jp（双葉社の書籍・コミック・ムックが買えます）

印刷所　中央精版印刷株式会社

製本所　中央精版印刷株式会社

ISBN 978-4-575-31600-1　C0076